KB150890

어지럼증
집에서 고친다

20만 환자를 구한 경이로운 7가지 재활 체조

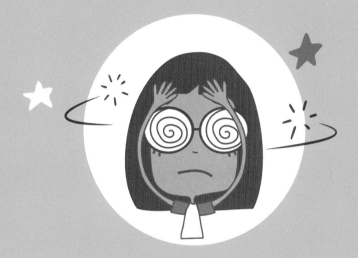

어지럼증
집에서 고친다

아라이 모토히로 지음 | **이해란** 옮김

김지수(분당서울대학교병원 신경과 교수) 감수

국일미디어

'어지럼증이 정말로
낫기는 할까?'

여러분은 피겨스케이팅 선수가 얼음판 위에서 도는 동작을 할 때 눈이 빙빙 돌지 않는 것을 신기하게 여긴 적이 없는가?

피겨스케이팅 선수는 보통 1분에 80회 이상 회전하며 대부분 왼쪽으로 돈다. 몸이 왼쪽으로 회전하면 두 눈의 안구 역시 같은 방향(왼쪽)으로 움직이는데 의학에서는 이를 '회전 중 눈떨림'이라고 한다. 눈떨림(안진)이란 안구가 본인의 의사와 관계없이 저절로 움직이는 현상으로 몸이 회전하면 귓속 반고리관이 자극을 받아 눈떨림이 일어나는데, 이때 어지러움을 느끼게 된다.

이번에는 회전이 서서히 느려지다가 멈추는 순간을 떠올려보자. 피겨스케이팅 선수는 쓰러지기는커녕 동작을 딱 멈추고 만면에 미소를 띤 채 관객을 사로잡는다. 이 순간 피겨스케이팅 선수의 두 눈을 관찰하면 회전하고 있을 때와 달리 안구가 반대 방향(오른쪽)으로 움직이는 '회전 후 눈떨림'이 나타난다. 회전 후 눈떨림은 방금까지 왼쪽으로 돌던 움직임을 상쇄하는 브레이크 구실을 한다.

사실 피겨스케이팅 선수가 회전 동작을 능숙하게 해내는 이유는 꾸준한 연습으로 쓰러지지 않는 감각을 '소뇌'에 학습시켰기 때문이다. 쉬운 예로, 운동선수가 아닌 평범한 사람도 빙빙 도는 놀이기구를 반복해서 타면 소뇌가 단련되어 회전 시 어지럽거나 울렁거리는 증세가 줄어든다. 그리고 이러한 원리를 바탕으로 몸의 좌우 불균형을 개선하는 치료법이 바로 내가 이 책에서 여러분에게 소개하고자 하는 '어지럼증 재활 체조'이다.

나는 오랫동안 의료 현장에서 어지럼증 환자와 대면해왔다. 그중에는 극심한 어지럼증 탓에 눈 뜨기조차 힘겨워서 진료 첫날 내 얼굴을 못 보던 환자도 있고, 가족의 부축을 받아 간신히 병원에 찾아온 환자도 있었다. 그랬던 환자들이 치료를 끝내고 집으로 돌아갈 때는 혼자 힘으로 일어나 걷기까지 하는 모습을 보면 내가 어지럼증 치료에 종사한다는 사실이 얼마나 기쁜지 모른다. 환자들이 보내는 환한 미소는 언제나 내게 큰 활력이 된다. 퇴원한 환자 중에는 자신처럼 어지럼증으로 고생하는 사람에게 조금이나마 도움이 되고 싶다며 자발적으로 병원에 나와 재활 훈련을 돕는 사람도 있다.

요전에는 멀리 사는 환자가 어지럼증이 도져서 불안한 나머지 울며 전화를 걸어온 일이 있었다. 마침 한창 재활 체조를 진행하던 참이었는데 그때 함께 있던 환자들이 저마다 전화기 너머로 격려했다.

"아무개 씨, 걱정하지 마세요. 재활 체조를 계속하면 꼭 나을 겁니다!"

"나도 아무개 씨랑 똑같았는데 좋아졌다니까요."

"우리 같이 힘냅시다! 파이팅!"

함께 어지럼증을 이겨내자며 서로를 격려하는 환자들의 진지하고 열성적인 모습에 나까지 가슴이 뭉클했다. 다들 멋지지 않은가?

현재 어지럼증 치료는 약물치료를 중심으로 하며, 재활 훈련을 실시하는 의사는 별로 없다. 아무래도 재활만 실시해서는 일본의 진료비 산정 기준을 충족하지 못하다 보니 빠르게 보급되지 않는 측면이 있을 것이다. 그렇지만 날이 갈수록 재활 훈련을 확산하는 추세다.

나는 지금까지 9천 명이 넘는 환자를 치료했다. 외래로는 이미 20만 명을 넘어섰다. 물론 약물치료도 분명 필요하고 또 중요하다. 다만 약물치료만으로는 역시 한계를 느낀다. 입원이든 통원이든 열심히 재활 훈련을 해서 어지럼증을 개선한 환자를 수없이 목격했기 때문이다. 다른 누구도 아닌 내 두 눈으로 효과를 확인했기에 재활 훈련의 중요성을 널리 알려야 한다는 사명감이 끓어오른다.

고백하자면 실은 나도 어지럼증을 겪고 있다. 수년 전 출장지에서 처음 발병한 이래 꾸준히 재활 훈련을 하여 이제는 많이 나아졌지만 직접 겪어본 만큼 어지럼증이 얼마나 괴로운지 뼈저리게 안다.

어지럼증 완치는 험난한 싸움이나 마찬가지다. 반드시 낫겠다는 굳은 의지와 재활 훈련을 매일 지속하는 착실한 노력이 필요하다. 재활 훈련은 자신과의 험난한 싸움이지만 맨몸 하나면 집에서도 다른 사람의 도움 없이 실시할 수 있다. 이 책은 재활 훈련용 체조뿐 아니라 어지럼증 치료에 효과적인 식생활과 생활 습관까지 소개하여 어지럼증을 극복할 수 있는 포괄적인 내용을 담고 있다. 혹시 '어지럼증이 정말로 낫기는 할까?' 염려하고 있다면 이 책을 꼭 읽기 바란다. 나를 포함하여 먼저 어지럼증을 겪은 환자들이 마음을 다해 당신을 응원하고 있다. 용기를 내서 한 걸음 내딛어보자.

아라이 모토히로

현재 상태 점검

평소 어지럽거나 몸이 비틀거리는 증상이 있는가? 아래 질문을 읽고 해당하는 항목에 표시하여 자신의 어지럼증이 어느 정도인지 알아보자.

안약을 넣거나 양치질을 할 때 위를 보기 어렵다. ☐

사람들로 붐비는 장소를 걷기 힘들다. ☐

청소기를 돌릴 때 아래를 보기 어렵다. ☐

뒤돌아보는 동작이 힘들다. ☐

누워서 자세를 바꾸지 못한다. ☐

누울 때 머리를 천천히 베개에 대고 눕는다. ☐

어지럽지 않도록 조심조심 일어난다. ☐

물건을 줍는 동작이 힘들다. ☐

열차에서 역방향으로 앉지 못한다. ☐

해당하는 항목은 몇 개인가?

하나라도 해당한다면…

스스로는 건강에 자신이 있겠지만, 어지럼증이 발생할 우려가 있다. 어지럼증이 생기지 않도록 재활 체조를 하여 예방하자.

두 개 이상인 사람은…

이미 어지럽거나 비틀거리는 증상을 겪어봤을 것이다. 이 책을 읽고 재활 훈련을 시작하기 바란다. 평상시 식생활이나 생활 습관에도 주의를 기울이는 편이 좋다.

세 개 이상인 사람은…

어지럼증으로 고민하고 있지 않은가? 잠은 잘 자는지 걱정스럽다. 하루빨리 어지럼증 전문의를 찾아가 진료를 받고, 이 책에서 소개하는 어지럼증 재활 체조를 적어도 3개월은 지속하기 바란다.

목차

1장

어지럼증은 왜 일어날까?
가장 좋은 치료법은?

2장

어지럼증 재활 체조로
소뇌를 단련하자

3장

어지럼증을 예방하고
개선하는 식생활

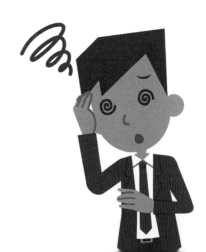

4장

어지럼증을 고치고
극복하는 Q&A

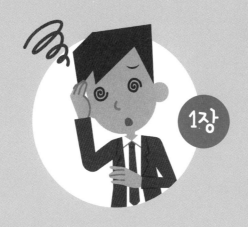

1장

어지럼증은 왜 일어날까?
가장 좋은 치료법은?

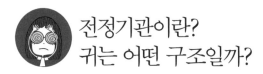

전정기관이란?
귀는 어떤 구조일까?

먼저 귀의 구조부터 살펴보자. 귀는 바깥귀, 가운데귀, 속귀라는 세 부분으로 나뉘며 주로 소리를 듣거나 균형을 유지하는 기능을 한다. 귀에서 청각을 관장하는 부위는 달팽이관이고, 평형감각을 관장하는 부위는 전정기관이다.

몸의 균형을 담당하는 전정기관은 반고리관과 전정낭으로 이루어져 있다. 속귀에는 반고리관과 달팽이관을 연결하는 둥그런 공간이 있는데 의학에서는 이 공간을 '전정'이라고 부른다. 공간의 위치가 흡사 앞마당과 같다 하여 붙은 이름으로 최근에는 '안뜰'이라고 지칭하기도 한다.

반고리관은 림프액으로 채워져 있어 머리나 몸이 회전하면 관속의 림프액이 흐르면서 감각세포를 자극하게 된다. 반고리관의 감각세포가 림프액의 흐름을 포착하여 전정신경으로 보내면 정보를 건네받은 전정신경은 소뇌로 신호를 전달하고, 마지막 단

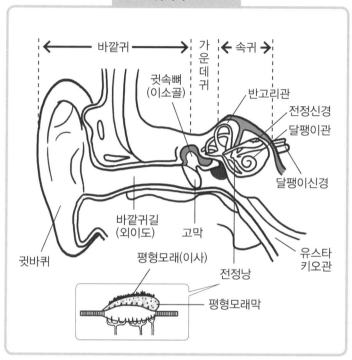

귀의 구조

바깥귀 / 가운데귀 / 속귀

귓속뼈
(이소골)

반고리관

전정신경

달팽이관

달팽이신경

바깥귀길
(외이도)

고막

유스타
키오관

귓바퀴

평형모래(이사)

전정낭

평형모래막

계에서는 대뇌가 모든 정보를 집약한다.

전정낭은 전정에 있는 둥근주머니와 타원주머니를 통틀어 이르는 말이다. 두 주머니에는 평형모래라는 작은 석회질 결정이 들어 있다. 흔히 이사라고도 불리는 이 알갱이는 평형모래막에

달라붙어 있어서 머리나 몸을 기울이면 평형모래막과 인접한 감각세포를 자극한다. 그러면 감각세포는 평형모래의 움직임을 포착하여 전정신경으로 보내고, 정보를 건네받은 전정신경은 뇌에 신호를 전달한다.

다시 말해 반고리관은 신체의 회전운동을 감지하고, 전정낭은 기울기와 선형 가속도 및 원심력을 감지한다.

어지럼증은 어떻게 일어날까?
발병 원리를 알자

사람은 눈(시각), 귀(전정기관), 발바닥[심부감각(피부 속에 있는 근육, 힘줄, 관절, 뼈막 등의 수용기에서 전해지는 감각) 자극]이라는 세 가지 중요 감각기관에서 모아들인 온갖 자료와 신호를 소뇌로 전달하여 몸의 균형을 유지한다.

눈은 주변 상황에 대한 시각 정보를 시신경을 통해 대뇌와 소뇌로 전달하고, 발바닥 쪽에서 받아들인 심부감각 자극은 척수를 거쳐 뇌로 전달되며 몸의 위치 정보를 제공한다. 귓속 전정기관은 몸의 회전과 기울기, 속도 등을 감지하기 때문에 평형기능에 관여하는 세 가지 감각기관 중에서도 가장 중요하다.

어느 쪽 귀든 전정기관에 문제가 발생하면 평형기능의 좌우 차이가 생겨 어지러움을 느낀다. 전정기관을 대표하는 반고리관이 이상한 정보를 전달하는 탓에 눈과 발바닥에서 보내는 바른 정보와 어긋나면서 어지럼증을 유발한다.

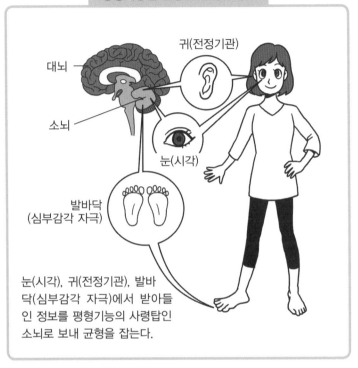

평형기능을 담당하는 감각기관

귀(전정기관)

대뇌

소뇌

눈(시각)

발바닥
(심부감각 자극)

눈(시각), 귀(전정기관), 발바닥(심부감각 자극)에서 받아들인 정보를 평형기능의 사령탑인 소뇌로 보내 균형을 잡는다.

이쯤에서 간단한 검사를 통해 어느 쪽 반고리관에 이상이 있는지 알아보자.

먼저 주로 쓰는 팔을 어깨높이까지 올려서 몸 정면으로 곧게 뻗은 다음 엄지손가락을 세운다. 그리고 엄지손톱에 시선을 고정한 상태에서 머리를 좌우로 번갈아가며 30도가량 돌린다.

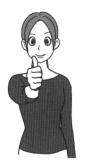 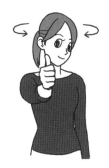

① 오른손잡이라면 오른팔을 어깨높이까지 올려서 몸 정면으로 곧게 뻗은 다음 엄지손가락을 세운다.

② 엄지손톱에 시선을 고정한 상태에서 머리를 왼쪽으로 30도가량 돌린다. 그다음에는 오른쪽으로 돌려본다.

머리를 왼쪽으로 움직였을 때 엄지손톱이 흔들려 보이거나 잘 보이지 않는다면?

→ 왼쪽 반고리관 기능이 저하된 상태!

머리를 오른쪽으로 움직였을 때 엄지손톱이 흔들려 보이거나 잘 보이지 않는다면?

→ 오른쪽 반고리관 기능이 저하된 상태!

왼쪽이 잘 안 보인다고 가정하고 다음과 같은 경험이 있는지 생각해보자.

- 어지러울 때 '오른쪽'을 아래로 두고 누우면 편하다.
- 걸을 때 보통 '오른쪽'으로 몸이 쏠린다.

둘 중 한 가지라도 해당한다면 왼쪽 반고리관 기능이 저하되었다고 볼 수 있다.

한쪽 반고리관에 기능장애가 발생한 상태는 한쪽 프로펠러가 망가진 비행기와 비슷하다. 요컨대 비행기가 사람이라면 프로펠러는 반고리관인 셈이다. 한쪽 프로펠러가 망가진 비행기의 조종사는 기울어진 비행기를 똑바로 세우기 위해 안간힘을 쓴다. 인체라는 비행기에서는 운동중추를 담당하는 소뇌가 조종사 역을 맡고 있다. 소뇌는 몸의 균형을 잡아주는 우두머리이며, 소뇌를 감시하고 통제하는 최고 대장은 대뇌이다.

링거를 맞든 약을 복용하든 약물치료로는 평형기능의 좌우 차이를 개선할 수 없다. 약은 단지 어지러운 '느낌'만 덜어줄 뿐이라서 망가진 평형기능을 보완하지 않으면, 한쪽 프로펠러로만 날아 기울어진 비행기처럼 불안정한 상태로 생활하게 된다.

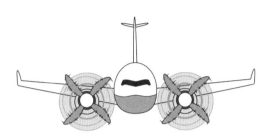

〈어지럼증 없이 건강한 상태〉

프로펠러가 양쪽 모두 정상이라면 비행기는 안정적으로 하늘을 난다. 사람으로 치면 반고리관(프로펠러)이 건강해서 알맞은 균형 상태(안정된 비행)를 유지한다는 뜻이다.

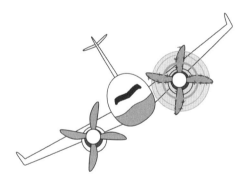

〈극심한 어지럼증을 겪는 상태〉

한쪽 프로펠러에 문제가 생기면 비행기의 균형이 무너져 추락 위험이 발생한다. 이처럼 사람의 반고리관에 장애가 생기면 극심한 어지럼증이 일어나 서 있기조차 어려워진다.

소뇌에는 좌우 불균형을 개선하는 힘이 있다. 그 힘을 더욱 기르는 운동이 바로 '어지럼증 재활 체조(평행 훈련)'이다.

소뇌는 무너진 균형을 원래대로 되돌리는 작용을 하는데 눈(시각), 귀(전정기관), 발바닥(심부감각)을 자극하는 운동을 하면 그 작용을 향상할 수 있다. 따라서 눈, 귀, 발바닥을 자극하는 재활 체조는 어지럽고 비틀거리는 증상을 개선하는 가장 좋은 방법이다.

어지럼증 재활 체조를 하면 소뇌를 중심으로 망가진 반고리관의 평형감각을 보완하는 새로운 신경망이 구축된다. 설령 반고리관이 제 기능을 다하지 못하더라도 다른 측면에서 좌우 불균형을 개선해 어지럼증이 나아지도록 하는 것이다.

평형감각을 보완하여 몸의 균형을 조절하는 새로운 신경망은 재활 체조를 반복할수록 견고해져서 결국에는 어지럼증을 극복하게 한다. 의학에서는 이러한 과정을 전정보상이라고 부르며, 전정보상을 좀 더 빠르고 순조롭게 이끌어내는 훈련이 바로 어지럼증 재활 체조이다.

그렇다고 소뇌만 단련하면 절대로 어지럼증이 생기지 않는다는 말은 아니다. 뛰어난 운동선수도 어지럼증을 느낀다는 보도가 있는 것처럼 소뇌의 능력이 우수해도 어지럼증이 일어날 가능성은 있다. 하지만 소뇌의 기능이 향상되면 좌우 반고리관의 균형이 다소 무너지더라도 이를 보완할 수 있기 때문에 어지럼증이 생겨도 빨리 치료할 수 있다.

2장에서 소개할 어지럼증 재활 체조는 소뇌에서도 특히 타래(소뇌에서 가장 먼저 생겨난 부위로 편엽 혹은 전정소뇌라고 불린다. 이곳에 문제가 생기면 평형감각이 손상된다.)라는 부위를 단련하는 좋은 방법이다.

소뇌는 인간의 무의식적 행동을 관장한다

몸의 균형을 잡는 소뇌는 평형기능의 우두머리이지만 크기는 대뇌의 1/10도 안 된다. 반면 신경세포 숫자는 1,000억 개를 웃돌아서 140억 개인 대뇌보다 월등히 많다. 1,000억 개면 온몸에 있는 신경세포의 절반 이상을 차지하는 숫자다. 왜 이렇게 많은 신경세포가 소뇌에 집중되어 있을까?

소뇌는 사람이 무의식적으로 하는 행동을 관장한다. 대뇌는 의식적으로 하는 행동을 관장하기 때문에 가령 무언가 잊더라도 다시 생각해서 할 수 있다. 따라서 정보를 잊어도 큰 문제가 없지만, 소뇌는 대뇌와 달리 무의식적 행동을 관장하기 때문에 어떤 정보도 잊어서는 안 된다. 생각해서 행동할 겨를이 없으므로 모든 정보를 기억하는 것이다.

쉬운 예로 자전거를 떠올려보자. 자전거는 한번 타는 법을 익히고 나면 몇 년 뒤에 다시 타도 거뜬히 탈 수 있는데, 이 역시 소뇌가 과거의 정보를 전부 기억하는 덕분이다.

'몸으로 기억한다'는 표현도 사실은 '소뇌로 기억한다'고 바꿔 말해야 정확한 셈이다. 소뇌에는 어마어마하게 많은 신경세포가 필요할 수밖에 없다.

이렇게 뛰어난 임무를 수행하는 소뇌는 어지럼증과도 관계가 있다. 책 첫머리에서 말했다시피 피겨스케이팅 선수가 빙상에서 그토록 격렬하게 회전하고도 멀쩡한 까닭은 단련된 소뇌가 회전으로 인한 반고리관의 일시적 불균형 상태를 신속하게 원래대로 되돌리기 때문이다. 그러니 좌우 불균형에 따른 어지럼증으로 고민하는 사람이라면 꼭 피겨스케이팅 선수의 단련된 소뇌를 떠올려보기 바란다.

소뇌는 균형과 운동 기능을 관장하는 중추

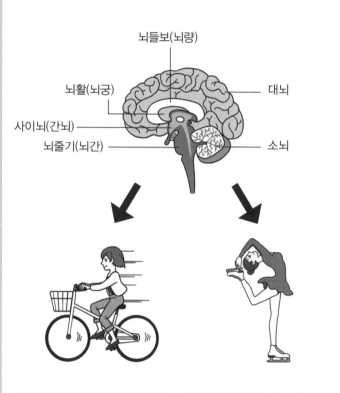

뇌들보(뇌량)

뇌활(뇌궁)

사이뇌(간뇌)

뇌줄기(뇌간)

대뇌

소뇌

몇 년 만에 자전거를 타도 거뜬히 탈 수 있는 이유는 소뇌가 과거에 익힌 평형감각을 온몸으로 전달하기 때문이다.

피겨스케이팅 선수가 스핀이나 점프 같은 회전 기술을 구사해도 눈이 빙빙 돌지 않는 이유는 소뇌가 몸의 균형을 보완해주기 때문이다.

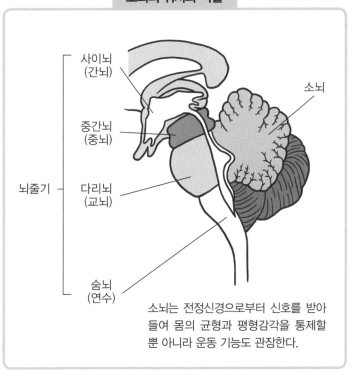

사이뇌
(간뇌)

소뇌

중간뇌
(중뇌)

뇌줄기

다리뇌
(교뇌)

숨뇌
(연수)

소뇌는 전정신경으로부터 신호를 받아들여 몸의 균형과 평형감각을 통제할 뿐 아니라 운동 기능도 관장한다.

빙빙, 비틀비틀, 둥둥, 아찔아찔
나는 어떤 유형?

당신의 증상은 다음 네 가지 중 어디에 속하는가?

① 빙빙 ② 비틀비틀 ③ 둥둥 ④ 아찔아찔

'어지럼증'이라고 하면 보통 ①처럼 눈앞이 빙빙 도는 증상을
상상하기 마련이다. 실제로 '눈앞이 빙빙 도는' 현상은 어지럼증
의 대표 증상이다. 만약 오른쪽으로 돌 때 어지럽다면 오른쪽
반고리관(회전을 감지하는 전정기관. 18쪽 참조)이, 왼쪽으로 돌 때 어
지럽다면 왼쪽 반고리관이 안 좋은 경우가 많다.

어지럼증의 네 가지 유형

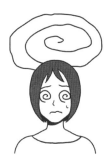

❶ 빙빙
자기 자신이나 세상이 빙빙
도는 느낌이 드는 어지럼증.

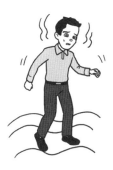

❷ 비틀비틀
몸이 좌우로 흔들려서 걷거나
서 있을 때 비틀거리는 어지
럼증.

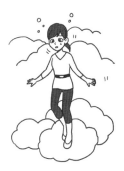

❸ 둥둥
걸을 때 구름이나 스펀지 위
를 걷는 느낌이 드는 부동성
어지럼증.

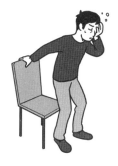

❹ 아찔아찔
의자에서 일어나는 순간이나
오래 서 있을 때 생기는 어지
럼증. 기립성 저혈압이 원인
인 경우가 많다.

빙빙 도는 느낌은 아니지만 크게 나누면 다음과 같은 증상도 '빙빙' 유형 어지럼증에 속한다.

- 풍경이나 사물이 움직이는 것처럼 보인다.
- 커튼 주름이 흘러가는 것처럼 보인다.

사람에 따라서는 천장에 비친 조명 그림자가 오른쪽에서 왼쪽으로 늘어났다가 다시 줄어드는 것처럼 보이기도 한다. 이것은 어지럼증에 의해 발생하는 풍경 변화로 왼쪽 반고리관에 문제가 생겼다는 표시이다. 이런 증상이 있을 때는 걸으려고 하면 몸이 오른쪽으로 쓰러진다. 게다가 불편한 쪽 귀를 아래로 두면 어지러움이 심해져서 오른쪽이 아래로 가는 자세를 해야 더 편하고 어지러움도 다소 가라앉는다.

빙빙 유형 환자가 호소하는 또 다른 증상으로는 다음과 같은 것이 있다.

- 시야가 상하좌우로 움직이는 것처럼 보인다.
- 시야가 물결치는 것처럼 보인다.
- 시야가 흔들려서 선명하게 보이지 않는다.
- 시력이 떨어진 느낌이 든다.

혹시 자신의 증상이 빙빙 유형에 해당하는지 잘 생각해보자.

다음은 '비틀비틀' 유형이다. 비틀비틀 유형의 어지럼증으로 고민하는 사람은 아래와 같은 증상을 호소한다.

- 몸이 좌우로 쏠린다.
- 몸이 사방으로 흔들려서 똑바로 걷지 못한다.
- 다른 사람에게 취한 것 같다는 말을 듣는다.
- 집에서 생활할 때 왼쪽 혹은 오른쪽 어깨가 종종 어딘가에 부딪힌다.
- 누워 있으면 편한데 일어서거나 걸으면 몸이 비틀거려서 균형을 잡지 못한다.

이런 증상은 대개 한쪽 반고리관이나 전정낭(가속도 및 중력에 관여하는 평형기관. 19쪽 참조)이 안 좋아서 좌우가 불균형할 때 나타나지만, 간혹 소뇌에 원인이 있는 사람도 있으므로 뇌 MRI 검사를 권장한다.

최근에는 비틀비틀 유형 어지럼증이 점차 증가하는 추세다. 내가 근무하는 병원의 외래환자를 살펴봐도 어지럼증으로 병원을 찾는 고령 환자의 30~40%가 '빙빙'이 아닌 '비틀비틀' 유형의 증상을 호소하며 진료를 받는다.

2장에서 소개할 어지럼증 재활 체조는 몸이 비틀거리는 증상에도 효과가 있다.

계속해서 '둥둥' 유형에 대해 알아보자. 둥둥 유형 어지럼증은 전정낭의 기능 저하와 관계가 있다. 다만 이 유형 또한 전정낭이 아닌 뇌에 문제가 있는 사람도 있으니 꼭 MRI 검사를 받아보아야 한다.

둥둥 유형 환자가 호소하는 증상은 다음과 같다.

● 마치 구름 위를 걷는 듯한 느낌이 든다.
● 걸을 때 발이 공중에 떠 있는 것 같다.
● 푹신푹신한 매트 위를 걷는 기분이다.

마지막으로 '아찔아찔' 유형에 속하는 어지럼증 환자의 증상을 살펴보자. 아찔아찔 유형의 증상은 크게 두 가지로 나뉜다.

한 가지는 현기증이다(62쪽 참조). 정확하게 표현하면 '아찔아찔'보다는 '어질어질'이나 '핑핑'이라는 단어가 좀 더 어울리는 일종의 뇌빈혈인데 젊은 여성에게 많이 일어난다. 오래 서 있으면 몸 상태가 나빠져서 때때로 눈앞이 새하얘지고, 1년 365일 손발이 차다는 특징이 있다. 아침 조회 시간에 털썩 쓰러지는 여자아이를 떠올리면 이해하기 쉬울 것이다. 의학 용어로 '기립성 저혈압'이라고 부르는 질병으로 나타나는 증상이다.

다른 한 가지는 고령 남성에게 흔히 일어나는, 눈앞이 캄캄해지는 증상이다. 특히 눈앞이 아찔하고 핑 도는 느낌은 몹시 위험하다. 노화 혹은 동맥경화로 인해 뇌에 혈액이 공급되지 않아서 발생하는 척추기저동맥허혈(61쪽 참조)이 원인일 수 있기 때문에 각별한 주의가 필요하다.

이외에도 주로 겨울에 중·노년 환자가 겪는 아찔한 증상이 있다. 심장성 어지럼증이라고도 불리는데 그야말로 순식간에 정신을 잃고 쓰러진다. 이 증상은 오른쪽 심장 동맥에 생긴 혈행장애가 원인이며 심근경색의 전조일 가능성도 있다.

아찔아찔 유형을 비롯하여 각각의 어지럼증 개선에 도움이 될 식생활 조언은 3장에서 다룰 예정이니 꼭 참고하기 바란다.

혹시 나도? 인구 10명 중 1명은 어지럼증 환자

　내가 근무하는 요코하마 시립 미나토 적십자 병원에는 인근 주민뿐 아니라 어지럼증으로 고민하는 환자가 전국에서 수없이 찾아온다. 대부분 빙빙 도는 느낌 탓에 서 있지 못하고, 구토까지 일으키는 위독한 상태로, 그중에는 구급차에 실려 오는 환자도 있다. 2008년 9월부터 2011년 3월까지 2년 반 동안 미나토 적십자 병원에는 총 1,211명의 환자가 어지럼증으로 입원했다(39쪽 참조).

　일본 후생노동성(대한민국의 보건복지부, 노동부, 식품의약품안전처에 해당하는 일본의 행정기관)에서 발표한 '2010년 국민 생활 기초 조사 개황'에 따르면 70대 여성 절반 이상이 어지럼증 증세를 호소한다. 어지럼증은 그 정도로 중·노년 여성에게 흔한 질병이다. 남성은 여성에 비해 환자 수가 적지만 역시 노년에 접어들면 비율이 증가한다. (한국에서도 어지럼증은 인구 열 명 가운데 한 명이 겪는 흔한 질병으로 65세 이상이라면 열 명 중 세 명, 85세 이상이라면 열 명 중 다섯 명이 어지럼증을 앓고 있다. 환자 비율은 여성이 남성보다 두 배 이상 많으며, 남녀 모두 나이가 들수록 증가한다. 전체 환자 수도 꾸준히 증가하고 있어서 건강보험심사평가원 통계에 따르면 어지럼증으로 병원을 찾은 환자는 2008년 약 55만 명에서 2013년 약 87만 명으로 58%가량 증가했다.)

어지럼증 환자 수와 평균 연령

성별	인원수(명)	평균 연령(세)
남성	319	60.7
여성	892	62.5
합계	1,211	62.0

2008년 9월부터 2011년 3월까지 요코하마 시립 미나토 적십자 병원 이비인후과에 어지럼증을 호소하며 입원한 1,211명의 통계 자료이다. 모두 난치성 어지럼증으로 타 병원에서 소개를 받고 내원했거나 동 병원의 다른 진료과 및 응급실을 찾았다가 어지럼증이 개선되지 않아 긴급 입원한 환자들이다.

원인 질환	인원수(명)	평균 연령(세)	참조
양성자세현훈(이석증)	742	63.1	44쪽
전정신경염	73	58.0	47쪽
메니에르병	49	60.0	51쪽
돌발성 난청	55	61.8	54쪽
지속성·노인성 평형기능장애	72	67.1	57쪽
편두통성 어지럼증	93	55.5	59쪽
기타	127	60.7	
합계	1,211	62.0	

어지럼증을 일으키는 원인은?
자신의 병이 무엇인지 알자

32쪽에서도 설명했지만, 다음 질문을 보고 나에게 해당하는 증상이 있는지 생각해보자.

- 천장이 빙빙 돌 만큼 극심한 회전성 어지럼증이 발생하는가?
- 사물이 흔들리거나 물결치는 것처럼 보이는가?
- 몸이 비틀거려서 똑바로 걷지 못하는가?
- 구역질이 나거나 실제로 구토를 하는가?
- 진땀이나 식은땀이 나는가?

위 증상은 어떤 유형이든 어지럼증의 주된 증세다. 그런데 여러분은 자신의 증상이 어떤 질환에서 기인하는지 알고 있는가?

어지럼증은 속귀에 생긴 장애에서 일어나기도 하고, 뇌 질환에 기인하기도 한다.

이미 병원에서 진단을 받은 사람도 있겠지만, 어지럼증이 왜 생겼는지 모르는 사람은 42~43쪽에 실린 〈어지럼증 자가진단 테

스트〉로 원인을 추측해보자. 자가진단 테스트에 있는 질문은
실제로 내가 초진 시 환자에게 묻는 내용이기도 해서 의사에게
자기 증상을 설명할 때 도움이 될 것이다.

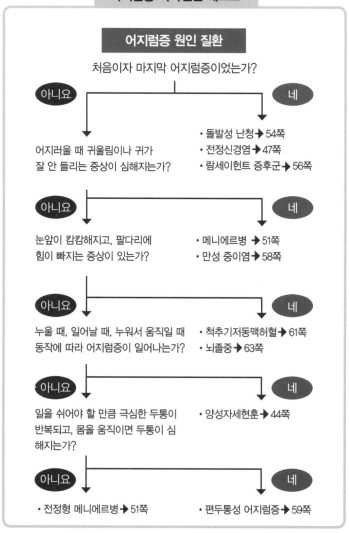

어지럼증 자가진단 테스트

어지럼증 원인 질환

처음이자 마지막 어지럼증이었는가?

아니요   **네**

어지러울 때 귀울림이나 귀가
잘 안 들리는 증상이 심해지는가?

- 돌발성 난청 ➜ 54쪽
- 전정신경염 ➜ 47쪽
- 람세이헌트 증후군 ➜ 56쪽

아니요   **네**

눈앞이 캄캄해지고, 팔다리에
힘이 빠지는 증상이 있는가?

- 메니에르병 ➜ 51쪽
- 만성 중이염 ➜ 58쪽

아니요   **네**

누울 때, 일어날 때, 누워서 움직일 때
동작에 따라 어지럼증이 일어나는가?

- 척추기저동맥허혈 ➜ 61쪽
- 뇌졸중 ➜ 63쪽

아니요   **네**

일을 쉬어야 할 만큼 극심한 두통이
반복되고, 몸을 움직이면 두통이 심
해지는가?

- 양성자세현훈 ➜ 44쪽

아니요   **네**

- 전정형 메니에르병 ➜ 51쪽
- 편두통성 어지럼증 ➜ 59쪽

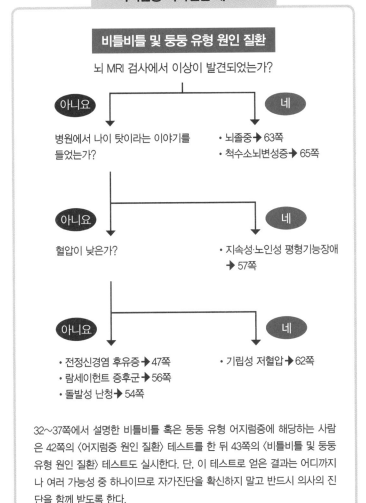

어지럼증 자가진단 테스트

비틀비틀 및 둥둥 유형 원인 질환

뇌 MRI 검사에서 이상이 발견되었는가?

아니요

병원에서 나이 탓이라는 이야기를 들었는가?

네

• 뇌졸중 ➜ 63쪽
• 척수소뇌변성증 ➜ 65쪽

아니요

혈압이 낮은가?

네

• 지속성·노인성 평형기능장애 ➜ 57쪽

아니요

• 전정신경염 후유증 ➜ 47쪽
• 람세이헌트 증후군 ➜ 56쪽
• 돌발성 난청 ➜ 54쪽

네

• 기립성 저혈압 ➜ 62쪽

32~37쪽에서 설명한 비틀비틀 혹은 둥둥 유형 어지럼증에 해당하는 사람은 42쪽의 〈어지럼증 원인 질환〉 테스트를 한 뒤 43쪽의 〈비틀비틀 및 둥둥 유형 원인 질환〉 테스트도 실시한다. 단, 이 테스트로 얻은 결과는 어디까지나 여러 가능성 중 하나이므로 자가진단을 확신하지 말고 반드시 의사의 진단을 함께 받도록 한다.

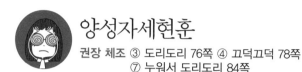

양성자세현훈

권장 체조 ③ 도리도리 76쪽 ④ 끄덕끄덕 78쪽
⑦ 누워서 도리도리 84쪽

여기서부터는 어지럼증을 유발하는 원인 질환에 대해 설명한다. 제목(병명) 아래 있는 '권장 체조'는 해당 질환을 고치는 가장 효과적인 재활 체조를 추천한 것이므로 2장을 읽고 난 후 실천하기 바란다.

첫 번째로 살펴볼 질환은 양성자세현훈이다. 흔히 이석증이라고 불리는 이 질환은 자려고 침대에 누워 베개를 베거나 몸을 뒤척일 때, 천장을 쳐다볼 때처럼 자세 변화에 따라 어지럼증이 일어난다.

양성자세현훈은 어지럼증의 원인이 귀에 있는 환자에게 가장 많이 나타나는 질환이다. 어지럼증이 나는 상황은 저마다 다르지만 주로 안약을 넣으려고 머리를 젖힐 때, 신발 끈을 묶으려고 몸을 숙일 때, 빨래를 널려고 얼굴을 들 때 어지러움을 느낀다. 보통은 몇 초에서 몇 분쯤 지나면 어지러움이 저절로 가라앉지만, 증상이 심하면 속이 메스껍고 구토가 동반되어 한나절 내내 앓아눕기도 한다. 하지만 귀울림이나 난청은 일어나지 않는다.

이 질환은 머리의 기울기와 속도를 감지하는 전정낭에서 떨어져 나온 평형모래가 반고리관으로 들어가서 생긴다. 평형모래는 석회질로 이루어진 작은 알갱이인데 이것이 반고리관 속으로 들어가면 덩어리져서 림프액의 흐름을 방해한다. 결국 뇌에 이상 신호가 전달되어 어지럼증으로 이어진다. 평형모래가 전정낭에서 떨어져 나오는 이유는 노화, 수면 자세, 머리의 타박상, 골다공증, 귓병 등과 관계가 있다.

병명에 '양성'이라는 용어가 들어가는 점에서 알 수 있듯이 양성자세현훈은 목숨을 위협하는 질환은 아니다. 그렇지만 어지럼증이 반복해서 일어나고, 증상이 언제 어디에서 나타날지 몰라 고민하는 환자가 많다.

2장에서 소개하는 재활 체조는 특히 양성자세현훈으로 인한 어지럼증에 효과가 좋다. 알맞은 순서로 머리를 움직이게 하여 반고리관 속으로 들어간 평형모래를 바깥으로 빼내는 작용을 하기 때문이다. 따라서 매일 훈련을 거듭하면 제자리를 벗어난 평형모래가 원래 있던 전정낭으로 돌아간다.

평형감각을 감지하는 전정기관(반고리관과 전정낭)

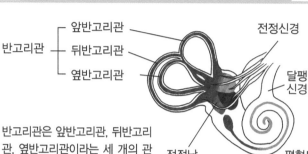

반고리관 ┬ 앞반고리관
　　　　 ├ 뒤반고리관
　　　　 └ 옆반고리관

전정신경

달팽이
신경

전정낭　　　　평형모래

신경　　　평형모래막

반고리관은 앞반고리관, 뒤반고리관, 옆반고리관이라는 세 개의 관으로 이루어져 있다. 반고리관 끝에는 반고리관과 함께 평형감각을 담당하는 전정낭이라는 기관이 있는데, 이곳에는 평형모래라는 조그만 석회질 알갱이가 들어 있어서 몸이 기우는 방향에 따라 움직인다. 그러면 젤라틴 상태의 평형모래막이 자극을 받아 전정신경으로 정보를 전달하고, 전정신경은 다시 뇌로 신호를 보낸다.

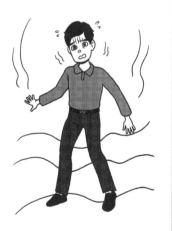

반고리관과 전정낭이 있는 속귀에 이상이 생기면 평형감각을 유지할 수 없어서 좌우로 흔들리는 듯한 어지러움을 느낀다.

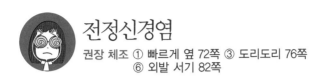

전정신경염

권장 체조 ① 빠르게 옆 72쪽 ③ 도리도리 76쪽
⑥ 외발 서기 82쪽

눈이 빙빙 돌고 주변 풍경이 흐르는 것처럼 보이는 극심한 회전성 어지럼증이 3일에서 1주일가량 지속된다. 걷거나 일어서기는 커녕 누워 있을 때조차 어지러워서 눈도 못 뜨는 사람이 있을 만큼 증상이 심각하다. 내가 치료한 환자 중에도 처음 진료를 받으러 왔을 때는 도저히 눈을 뜰 수가 없어서 내 얼굴을 보며 대화하지 못하는 사람이 많았다. 마치 진도 8 규모의 대지진이 일어난 것처럼 어지럽다고 말하는 환자도 있었다.

전정신경염으로 인한 회전성 어지럼증은 증상이 몹시 심하고 메스꺼움과 구토를 동반하기 때문에 뇌 질환이나 목숨이 걸린 중병이라고 오인하는 사람이 적지 않다. 내가 근무하는 병원에도 구급차로 실려 오는 환자 수가 상당하다. 하지만 아무리 증상이 심각해도 메니에르병과 같은 귀울림이나 난청은 일어나지 않는다.

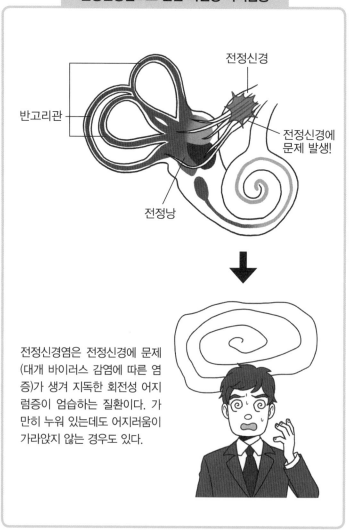

반고리관

전정신경

전정신경에 문제 발생!

전정낭

전정신경염은 전정신경에 문제 (대개 바이러스 감염에 따른 염증)가 생겨 지독한 회전성 어지럼증이 엄습하는 질환이다. 가만히 누워 있는데도 어지러움이 가라앉지 않는 경우도 있다.

전정신경염은 속귀에서 뇌로 정보를 전달하는 전정신경에 문제가 생겨서 발생하는 질환이다. 앞에서 프로펠러 비행기를 예로 들었는데, 전정신경염을 이에 빗대자면 프로펠러를 움직이는 엔진의 중요한 배선(전정신경)이 망가져 한쪽 프로펠러가 멈춘 상태라고 할 수 있다. 전정신경염에 따른 어지럼증은 그 정도로 심각하다.

정확한 발병 원인은 아직 밝혀지지 않았으나 감기를 크게 앓고 난 뒤에 발병하는 사례가 흔해서 바이러스와 관계있는 것으로 추측된다. 혈액순환장애 혹은 과도한 스트레스와 피로가 원인인 경우도 있다.

증상이 심각한 탓에 대개 입원해서 치료를 진행한다. 치료는 약물요법을 중심으로 하며 소염작용이 있는 스테로이드제 투여를 비롯하여 전정억제제, 혈관확장제, 혈액순환개선제 등의 약물을 써서 어지럼증과 전정신경의 기능을 개선한다.

약물치료를 하면 극심한 어지러움은 가라앉는다. 하지만 몸이 비틀거리는 증상은 계속 남기 때문에 병세가 가라앉으면 반드시 평형기능을 단련하는 재활 훈련을 해야 한다. 재활 훈련을 하지 않으면 비틀거림이 수개월에서 수년 이상 지속하여 후유증으로 남는다. 급성기가 지났다고 바로 안정을 취하기보다는 몸을 움직여 재활 훈련을 하는 편이 회복을 촉진한다.

전정신경염은 적절한 약물치료와 재활 훈련을 병행하면 점차 나아지는 질환이다. 다만 회복하는 데 시간이 걸리므로 재활 체조를 꾸준히 하는 것이 중요하다.

메니에르병

권장 체조 ① 빠르게 옆 72쪽 ③ 도리도리 76쪽
⑤ 50보 제자리걸음 80쪽

어지럼증이라고 하면 누구나 메니에르병을 가장 먼저 떠올릴 듯싶다. 그러나 실제로 메니에르병 진단을 받는 사람은 예상보다 적다.

메니에르병의 주된 증상은 20분에서 수 시간 동안 지속하는 회전성 어지럼증이 반복하여 발생한다. 눈이 빙빙 도는 듯한 격렬한 어지럼증에 귀울림과 난청을 동반하는 점이 특징이며, 구역질 혹은 구토를 하거나 식은땀이 나면서 안색이 창백해질 때도 있다.

어지럼증과 난청은 매번 급작스레 일어나는데 이러한 발작이 거듭될수록 난청과 귀울림 증세가 심해진다. 발작이 한 달 또는 일주일에 몇 번씩 빈번하게 일어나기도 하고, 한 차례 병이 나았다가 수년 뒤에 재발하기도 한다. 날씨와 기압 변화에 영향을 받는 것도 메니에르병의 특징으로 환절기에 증상이 나타나거나 한랭전선(찬 공기가 더운 공기를 밀어 올리면서 이동하는 곳에 생기는 전선으로

소나기와 뇌우를 동반하며 기온이 뚝 떨어진다.)이 통과할 때 증세가 악화되는 경향이 있다.

메니에르병의 정확한 원인은 아직 불분명하지만 지나친 스트레스로 인한 스트레스 호르몬 분비가 영향을 미친다고 추정한다. 수면이 부족하고 과로해서 온다는 견해도 있지만, 현재는 내림프수종(내림프액이 과도하게 증가해서 생기는 물종기)이 가장 유력한 원인으로 알려져 있다. 속귀의 혈관조(속귀에서 내림프액을 생산하는 조직)라는 부위에 내림프수종이 발생하면 청각장애로 이어지기 때문에 뒤따라 어지럼증이 일어난다.

치료로는 약물요법, 스트레스 해소, 충분한 수분 섭취(115쪽 참조) 및 유산소 운동(특히 수중 걷기)을 추천한다. 격렬한 어지러움은 가라앉았으나 비틀거리는 증세가 심할 때는 재활 체조를 시작하기 바란다. 메니에르병 치료에 도움을 주는 식생활 정보는 3장에 나와 있다.

스트레스가 마음으로 오면 우울증, 귀로 오면 메니에르병이라는 말이 있다. 스트레스에 시달리는 사람이라면 누구나 메니에르병에 걸릴 우려가 있다는 뜻이다. 더구나 메니에르병은 돌발성 난청과 증상이 비슷해서 처음 발병했을 때 진단하기 어려운 경우가 있고, 주된 특징인 귀울림과 난청을 동반하지 않는 전정형 메니에르병까지 있어서 병을 알아차리기가 쉽지 않다. 특히 전정형 메니에르병은 편두통성 어지럼증과도 식별이 필요하니 모쪼록 주의를 기울이자.

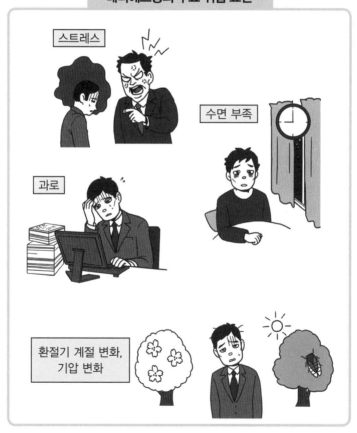

메니에르병의 주요 위험 요인

스트레스

수면 부족

과로

환절기 계절 변화, 기압 변화

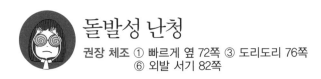

돌발성 난청

권장 체조 ① 빠르게 옆 72쪽 ③ 도리도리 76쪽
⑥ 외발 서기 82쪽

아무런 전조 없이, 어느 날 돌연히 한쪽 귀가 들리지 않는 질환이 바로 돌발성 난청이다. 청력이 서서히 떨어지는 게 아니라 마른하늘에 날벼락처럼 느닷없이 떨어진다. 평소처럼 자고 일어났는데 갑자기 귀가 안 들리거나 외출하려고 집을 나선 순간 소리가 들리지 않는 식으로 말이다.

돌발성 난청은 청력 저하나 상실 외에도 회전성 어지럼증과 메스꺼움이 나타나며, 초기 증상이 메니에르병과 유사해서 진단하기 어려운 경우가 있다. 하지만 발작이 반복되는 메니에르병과 달리 한 번만 발작한다고 알려져 있으며, 어지럽고 비틀거리는 증상이 후유증으로 남기도 한다.

돌발성 난청은 조기 치료가 관건이다. 되도록 빨리, 늦더라도 발병 후 2주 이내에는 이비인후과에 찾아가 치료를 받아야 한다. 그래야 나을 확률이 높다. 이 시기를 놓치고 한 달 정도만 방치해도 회복 가능성이 급격히 떨어진다. 통상 2주 이내에 치료를 받으면 약 70%가 청력을 회복하지만 2주를 넘기면 30% 미만으로 회복한다는 사실을 명심하자.

발병 원인은 바이러스 감염, 스트레스, 동맥경화, 속귀로 혈액을 보내는 동맥의 혈액순환장애로 추정하나 아직 확실히 밝혀진 바는 없다.

일단 발병하면 절대 안정이 필요하므로 되도록 입원해서 치료하는 편이 나으며, 스테로이드제 투여와 말초혈관 확장제를 이용하는 약물치료가 기본이다. 돌발성 난청 환자는 한쪽 귀에 청력 저하와 귀울림이 생기면서 평형기능까지 함께 떨어지기 때문에 난청 치료가 끝나도 몸이 비틀거리는 증세가 남기도 한다. 그럴 때는 꼭 재활 훈련을 해야 한다.

람세이헌트 증후군

권장 체조 ① 빠르게 옆 72쪽 ③ 도리도리 76쪽
⑥ 외발 서기 82쪽

람세이헌트 증후군은 극심한 어지럼증과 귀울림, 난청뿐만이 아니라 얼굴신경마비가 나타나는 특징이 있다. 귀 통증은 물론 딱지를 동반한 물집과 발진이 생긴다. 대개 어렸을 때 앓은 수두 바이러스가 얼굴 신경에 잠복해 있다가 면역력이나 체력이 떨어졌을 때 다시 활성화되면서 병을 일으킨다.

조기 치료가 중요하므로 초기 증상이 나타나면 곧장 이비인후과를 찾아가야 한다. 약물치료가 기본인데 통증이 오래가고, 얼굴신경마비 및 난청과 어지럼증이 후유증으로 남기도 한다. 몸이 비틀거리는 증상이 있다면 재활 훈련을 권장한다.

지속성·노인성 평형기능장애

권장 체조 ① 빠르게 옆 72쪽 ⑤ 50보 제자리걸음 80쪽
⑥ 외발 서기 82쪽

몸이 불편해서 병원을 찾았더니 의사에게 '나이 때문'이라거나 '기분 탓'이라는 이야기를 들었다면 먼저 평형기능장애를 의심해 봐야 한다. 뚜렷한 원인을 알지 못한 채 병원을 몇 군데나 돌아다니다가 결국 집에서 앓아눕는 환자도 있기 때문이다.

지속성·노인성 평형기능장애는 고령화 사회가 낳은 질환이나 다름없다. 어지럽다기보다는 몸이 비틀거리는 증상이 나타나며 노화에 따른 신체 기능 저하가 원인이다. 따라서 '쉬면 낫겠거니' 하고 방치하면 상태가 나빠질 수 있다. 쉴 요량으로 움직이지 않고 가만히 누워 있으면 평형기능에 관여하는 눈, 귀, 발바닥을 쓸 기회가 줄어들어 평형감각이 무뎌지고, 증상이 더욱 심해지는 악순환에 빠진다. 가만히 있지 말고 재활 훈련으로 몸을 움직이면 효과가 두드러지게 나타난다.

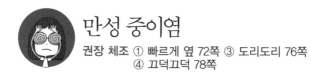

만성 중이염

권장 체조 ① 빠르게 옆 72쪽 ③ 도리도리 76쪽
④ 끄덕끄덕 78쪽

　중이염은 고막 안쪽에 염증이 생기는 질환이다. 중이염을 여러 번 앓으면 고름을 밖으로 내보내기 위해 고막에 구멍이 열린다. 이 고막 천공을 치료하지 않고 내버려두면 구멍이 닫히지 않아 만성 중이염으로 악화한다.

　고막에 구멍이 난 채로 시간이 지나면 난청이나 귀울림 같은 증상이 발생한다. 여기서 증세가 더 진행되면 속귀로 염증이 옮아서 어지럼증도 일어나기 쉽다. 먼저 고막 천공부터 치료하여 근본적인 문제를 해결하고, 속귀의 평형기능 불균형으로 생긴 어지럼증은 재활 훈련을 병행하여 개선하자.

편두통성 어지럼증

권장 체조 ① 빠르게 옆 72쪽 ② 천천히 옆 74쪽
③ 도리도리 76쪽

편두통은 병명처럼 머리 한쪽에만 극심한 두통이 발생하는 질환이다. 구토하거나 몸져누울 만큼 통증이 지독해서 뇌의 폭풍이라고까지 불리는 질병이지만 환자로서는 폭풍이 잦아들 때까지 가만히 기다리는 일 말고는 딱히 손쓸 방도가 없다.

한창 바쁠 때가 아니라 일을 마무리하고 한숨 돌리는 주말에 발병하기 쉬우며, 여성이라면 생리 전후 혹은 생리 기간에 맞춰 편두통을 앓는 사람이 많다. 후자에 해당하는 사람은 폐경이 오면 증상이 가벼워진다.

편두통은 남성보다 여성에게 흔하고 유전성이 있다. 만약 할머니에게 편두통이 있다면 딸과 손녀도 편두통을 앓을 수 있다는 뜻이다. 유전 외에는 스트레스, 뇌 속 신경전달물질인 세로토닌의 불균형, 여성호르몬인 에스트로겐의 변화 등이 영향을 미친다.

편두통 환자 열 명 가운데 한 명은 두통이 일어나기 약 30분

전에 뾰족뾰족한 섬광 모양의 빛이 눈앞에 퍼지고, 그 내부가 검게 보이는 섬광암점이라는 전조 증상을 겪는다.

　어지럼증은 흔히 편두통을 전후해서 일어나는데 아직 확실한 인과관계는 알려지지 않았다. 편두통과 어지럼증이 모두 있다면 두통 전문의를 찾아가 진료를 받고 자신에게 맞는 약을 처방받도록 한다. 참고로 약물치료를 해서 편두통이 낫는 사람은 전체 환자의 60% 정도이다. 약물치료로 두통은 나았지만, 여전히 어지럼증이 남아 있다면 재활 훈련을 하여 증상을 개선해보자.

척추기저동맥허혈

권장 체조 ① 빠르게 옆 72쪽 ② 천천히 옆 74쪽
⑤ 50보 제자리걸음 80쪽

목 뒤쪽에 위치하는 두 줄기의 척추동맥과 척추동맥에 연결된 한 줄기 기저동맥은 소뇌로 혈액을 운반하는 역할을 한다. 이쪽 동맥에 혈액순환장애가 일어나는 질환이 바로 척추기저동맥허혈이다. 동맥경화나 목뼈의 변형 등이 원인인데, 이 질환이 발생하면 뇌에 혈액이 공급되지 않아 어지럼증을 유발한다.

척추기저동맥허혈은 고령 남성에게 많이 발생하며 회전성 어지럼증 외에도 비틀거림, 두통, 구토, 손발 마비와 같은 증상이 나타난다. 사물이 이중으로 보이거나 안개가 낀 것처럼 보이는 시각장애를 동반하기도 한다. 혹시 이러한 증상이 있다면 꼭 신경과나 신경외과에 방문하자. 재활 체조는 목에 부담을 주지 않는 동작을 추천한다.

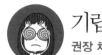

기립성 저혈압

권장 체조 ① 빠르게 옆 72쪽 ⑤ 50보 제자리걸음 80쪽
⑥ 외발 서기 82쪽

여성이라면 누구나 아침에 잠자리에서 일어난 순간 정신이 아찔하다든가 장시간 서 있을 때 어지러움을 느낀 경험이 한두 번쯤은 있을 듯싶다.

이런 증상을 의학에서는 기립성 저혈압으로 인한 현기증이라고 하며, 뇌로 흘러가는 혈액이 일시적으로 줄어들어서 발생하는 뇌빈혈이 원인이다. 보통은 잠깐 쉬면 나아지기 때문에 걱정하지 않아도 되지만 눈앞이 새하얘지거나 현기증이 빈번하게 일어난다면 만일을 대비해 의사에게 진료를 받는 편이 좋다.

기립성 저혈압이 있는 사람은 평소에 아침 식사를 거르지 말고 충분한 수면을 취하며 걷기 중심으로 운동하여 다리 근력을 키우면 증상을 개선할 수 있다(122쪽 참조).

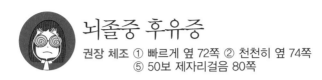

뇌졸중 후유증

권장 체조 ① 빠르게 옆 72쪽 ② 천천히 옆 74쪽
⑤ 50보 제자리걸음 80쪽

뇌졸중이란 뇌경색과 뇌출혈을 통틀어 이르는 말이다. 뇌경색은 동맥경화로 좁아진 뇌혈관에 응고된 핏덩어리(혈전)가 쌓여서 생기는 질환이다. 어지럼증, 메스꺼움, 구토와 같은 증상이 나타나며 발음장애를 동반하기도 한다. 뇌출혈은 뇌혈관이 터지는 질환으로 격렬한 어지럼증과 구토가 난다. 두 질환 모두 가능한 한 빨리 신경과나 신경외과를 찾아 응급치료를 받아야 한다.

특히 평형기능의 중추인 소뇌에 뇌경색이나 뇌출혈이 발생하면 평형기능에 큰 장애가 생기며, 치료를 받은 뒤에도 어지럼증이 후유증으로 남는다. 어지럼증 재활 체조로 괴사를 피해 살아남은 소뇌의 일부를 단련하면 어지럽고 비틀거리는 증상을 개선할 수 있다.

심인성 어지럼증

권장 체조 ① 빠르게 옆 72쪽 ③ 도리도리 76쪽
⑤ 50보 제자리걸음 80쪽

정신적 상처가 원인이 되어 발생하는 심인성 어지럼증은 드물지만, 스트레스 때문에 속귀에 혈액순환장애가 생겨 어지럽고 비틀거리는 증세를 호소하는 환자는 확실히 있다.

심인성 어지럼증을 앓는 환자 중에는 어지럼증이 낫지 않는다는 불안과 과도한 스트레스가 쌓여 우울한 나머지 집에 틀어박혀 지내는 사람이 많다. 그 결과 전보다 몸을 움직이지 않아 평형기능이 더욱 약해져 도리어 증상을 악화하는 경향이 있다. 그래서 심인성 어지럼증은 무엇보다 정신건강의학과를 찾아가 치료를 받는 일이 중요하다. 만약 치료를 받고 난 뒤에도 어지럼증이 계속된다면 재활 훈련을 한다.

척수소뇌변성증

권장 체조 ① 빠르게 옆 72쪽 ② 천천히 옆 74쪽
⑤ 50보 제자리걸음 80쪽

척수소뇌변성증은 평형기능을 관장하는 소뇌가 천천히 망가지는, 원인 불명의 신경과 질환이다. 다음과 같은 증상이 있는 사람은 조속히 의사를 찾아가 자신의 상태를 설명하고 뇌 MRI를 찍어봐야 한다.

- 재활 훈련을 하는데도 비틀거리는 증상이 뚜렷하게 심하다.
- 글씨 쓰는 일이 점점 서툴다.
- 말하는 속도가 느려지고 발음이 나빠져서 대화하는 데 어려움을 느낀다.
- 손끝이 말을 듣지 않아서 물건을 자주 떨어뜨린다.
- 용변을 보는 데 문제가 있다.
- 현기증이 빈번하게 일어난다.
- 걸을 때 중심을 잡기가 어려워서 양다리의 폭이 너무 넓게 벌어진다.

● 지팡이를 짚어도 걷기가 힘들어서 보행 보조기를 이용하여 걷는다.

혹시 이 가운데 해당하는 항목이 있는가? 두 개 이상이라면 즉시 신경과를 방문해야 한다.

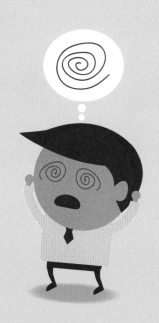

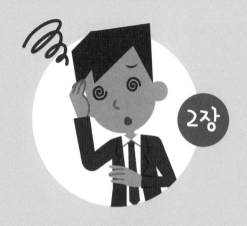

2장

어지럼증 재활 체조로
소뇌를 단련하자

어지럼증 치료 효과를 높이는 7가지 재활 체조

42쪽에서 〈어지럼증 자가진단 테스트〉를 통해 진단한 어지럼증의 원인 질환은 무엇이었는가? 이 장에서는 어느 질환에나 효과를 발휘하는 일곱 가지 재활 체조를 소개한다.

① 빠르게 옆 ② 천천히 옆 ③ 도리도리
④ 끄덕끄덕 ⑤ 50보 제자리걸음 ⑥ 외발 서기
⑦ 누워서 도리도리

이것이 일곱 가지 재활 체조 종목이다. 자세한 설명은 72~85쪽을 참조하면 되는데 모든 동작이 간단해서 쉽게 기억할 수 있다.

어지럼증으로 고민하는 환자 대부분은 중·노년층이다. 건강한 사람도 50대에 접어들면 노화로 인해 소뇌의 활동이 둔해지기 마련인데 몸이 아프면 그만큼 평형기능이 더 손실된다. 어지럼증 재활 체조로 질병에 따른 평형기능 손실을 회복하기 바란다.

그럼 재활 체조를 소개하기에 앞서 치료 효과를 높이는 마법의 주문을 공개한다.

"나는 어지럼증을 고친다! 나는 어지럼증에 지지 않는다!"

매회 재활 체조를 시작하기 전에 이 주문을 소리 내어 말해보자. 나는 이 주문이 어지럼증을 고치겠다는 각오를 세워주는 말이라고 믿는다.

자, 이제 본격적으로 재활 체조를 시작할 차례다. 먼저 재활 체조 시 유의해야 할 사항을 소개하니 다시 한번 각오를 다잡기 바란다.

- 하루 두 번 실시하되 식후 한 시간 이내는 피한다. 기상 후와 저녁 식사 전에 한 번씩 하는 것을 권장한다.
- 짧게 조금씩 해도 괜찮으니 매일 한다. 하루를 빼먹으면 만회하는 데 사흘이 걸린다.
- 각 종목의 이름을 소리 내어 말한 뒤 재활 체조를 한다. 동작할 때도 "하나, 둘, 셋" 하고 소리 내어 숫자를 세면서 한

다. 큰 목소리를 내면 활기차고 긍정적인 태도로 체조에 임할 수 있다.

● 하기 힘든 종목이 무엇인지 의식하면서 한다. 일곱 가지 재활 체조를 모두 하면 수월한 종목과 힘든 종목으로 나뉠텐데, 하기 힘든 동작이 포함된 종목이 어지럼증을 치료하는 데 필요한 체조이다. 어지럼증을 고치려면 자신의 약점을 자각하고 극복해야 한다.

● 일시적으로 어지럼증이 심해지더라도 포기하지 말고 계속한다. 재활 체조를 처음 하면 오히려 증상이 심해질 수 있지만 걱정할 일은 아니다. 그냥 누워만 있으면 어지럼증은 낫지 않는다.

마지막으로, 72~79쪽에서 설명하는 ①~④번 체조는 기준점인 엄지손톱에서 시선이 떨어지지 않도록 주의해야 한다는 점을 덧붙이고 싶다. 그럼 이제 재활 체조를 살펴보자.

어지럼증 재활 체조 ①
빠르게 옆

시선을 좌우로 빨리 바꿀 때 어지럽거나 비틀거리는 증상을 고치는 동작이다. 눈을 움직여 좌우로 시선을 바꾸는 훈련인데 엄지손톱을 확실하게 봐야 한다. 잘 보이지 않는다면 엄지손톱에 스티커나 종잇조각을 붙이고 해도 된다.

다음과 같은 증상으로 고민하는 사람에게 이 체조를 추천한다.

- 컴퓨터 화면 속 글자나 책을 읽으려고 시선을 움직이면 어지럽다.
- 자동차와 전철처럼 속도를 내는 사물을 보면 아찔하다.

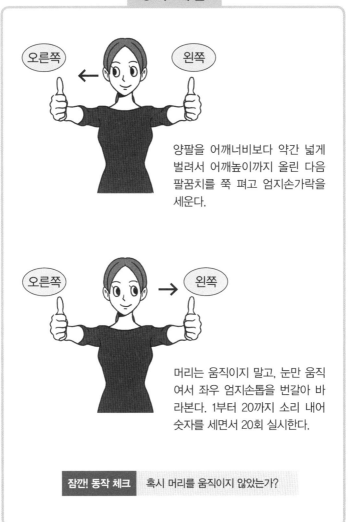

오른쪽 ← 왼쪽

양팔을 어깨너비보다 약간 넓게 벌려서 어깨높이까지 올린 다음 팔꿈치를 쭉 펴고 엄지손가락을 세운다.

오른쪽 → 왼쪽

머리는 움직이지 말고, 눈만 움직여서 좌우 엄지손톱을 번갈아 바라본다. 1부터 20까지 소리 내어 숫자를 세면서 20회 실시한다.

잠깐! 동작 체크 혹시 머리를 움직이지 않았는가?

어지럼증 재활 체조 ②
천천히 옆

시선을 좌우로 천천히 움직일 때 어지럽거나 비틀거리는 증상을 고치는 동작이다. 소뇌와 관련된 원활추종운동(서서히 움직이는 물체를 쫓아가는 안구 운동) 기능을 이용한 눈 훈련인데 '① 빠르게 옆'과 마찬가지로 시선을 바꾸는 연습을 할 수 있다. 동작에 익숙해지면 점차 속도를 높여서 해본다.

다음과 같은 증상이 있는 사람에게 추천한다.

● 텔레비전이나 컴퓨터 영상을 보는 것이 괴롭다.

● 차창 밖으로 지나가는 것을 바라보면 어지럽다.

● 자전거가 눈앞으로 지나가면 아찔하다.

오른쪽

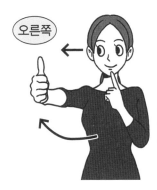

오른손을 어깨높이까지 올린 다음 팔꿈치를 쭉 펴고 엄지손가락을 세운다. 왼손은 집게손가락을 펴서 턱을 누른다.

왼쪽

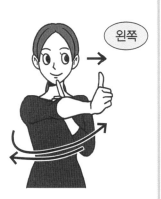

오른손을 좌우로 30도가량 천천히 움직이면서 엄지손톱을 계속 주시한다. 머리는 움직이지 말고, 눈으로만 엄지손톱을 따라가야 한다. 1부터 20까지 소리 내어 숫자를 세면서 20회 실시한다.

잠깐! 동작 체크 눈동자가 제대로 움직였는지 가족에게 확인해보자.

어지럼증 재활 체조 ③
도리도리

　22~23쪽에서 어느 쪽 귀가 안 좋은지 알아보기 위해 소개했던 검사와 동일한 체조다. 이 동작은 좌우로 머리를 움직일 때 어지럽거나 비틀거리는 증상을 고치는 효과가 있으며, 반고리관의 좌우 불균형을 개선한다. 시선을 엄지손톱에 고정한 상태에서 머리를 좌우로 움직이면 된다.

　다음과 같은 증상이 있는 사람에게 추천한다.

● 다른 사람이 불러서 그쪽을 돌아보면 어지럽다.

●주차할 때 뒤를 돌아보려고 하면 뜻대로 되지 않는다.

●뒤돌아보는 동작을 하면 몸이 비틀거린다.

③ 도리도리

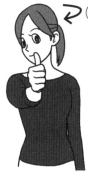

오른쪽

오른팔을 몸 정면으로 쭉 뻗어서 어깨높이까지 올린 다음 엄지손가락을 세운다.

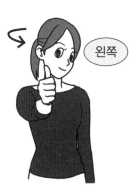

왼쪽

엄지손톱에 시선을 고정한 상태에서 머리를 좌우로 30도가량 번갈아 돌린다. 1부터 20까지 소리 내어 숫자를 세면서 20회 반복한다.

잠깐! 동작 체크 머리를 돌릴 때 시선이 엄지손톱에서 떨어지지 않았는가?

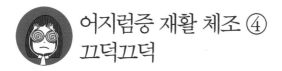# 어지럼증 재활 체조 ④
끄덕끄덕

머리를 위 혹은 아래로 움직일 때 어지럽거나 비틀거리는 증상을 고치는 동작이다. 엄지손톱에 시선을 고정한 상태에서 머리를 위아래로 움직여야 하므로 목이 안 좋은 사람이나 고령자는 무리하지 말고 횟수를 줄여서 천천히 실시한다.

다음과 같은 증상으로 고민하는 사람에게 추천한다.

- 세수할 때 고개를 숙이면 아찔하다.
- 선반 위에 있는 물건을 집으려고 고개를 들면 어지럽다.
- 안약을 넣으려고 얼굴을 젖히면 어지럽다.
- 신발 끈을 묶으려고 몸을 숙이면 아찔하다.

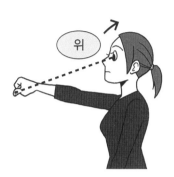

오른팔을 쭉 뻗어서 어깨 높이보다 조금 높게 올린 다음 엄지손가락을 왼쪽으로 편다.

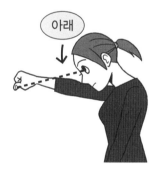

엄지손가락에 시선을 고정한 상태에서 머리를 위아래로 30도가량 올렸다 내리기를 반복한다. 이때 팔은 움직이면 안 된다. 1부터 20까지 소리 내어 숫자를 세면서 20회 실시한다.

| 잠깐! 동작 체크 | 머리를 위로 올릴 때 너무 올려서 천장이 보이지는 않았는가? |

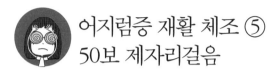

어지럼증 재활 체조 ⑤
50보 제자리걸음

　자리에서 일어섰을 때 어지럽거나 비틀거리는 증상을 고치는 동작이다. 눈을 감고 제자리걸음을 하면서 1부터 50까지 소리 내어 숫자를 세는데, 눈을 감기가 무서운 사람은 일단 눈을 뜬 채로 한다. 눈을 뜬 상태에서 50보 제자리걸음이 가능하면 가족의 도움을 받아 몸이 회전하지 않도록 주의하면서 눈을 감고 해 본다.

　똑바로 걷지 못하고 좌우로 몸이 쏠려서 다른 사람과 자꾸 부딪힌다면 다음과 같은 체조를 한다.

⑤ 50보 제자리걸음

1) 눈을 감고 양손을 어깨높이까지 올린 상태에서 제자리걸음으로 50보를 걷는다.
2) 눈을 뜨고 처음에 서 있던 자리에서 얼마나 벗어났는지 확인한다.

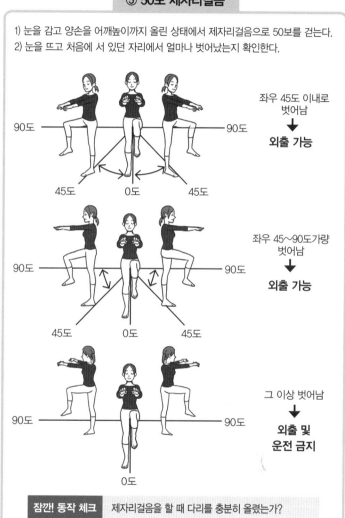

좌우 45도 이내로
벗어남
↓
외출 가능

좌우 45~90도가량
벗어남
↓
외출 가능

그 이상 벗어남
↓
**외출 및
운전 금지**

| **잠깐! 동작 체크** | 제자리걸음을 할 때 다리를 충분히 올렸는가? |

어지럼증 재활 체조 ⑥
외발 서기

서 있을 때 비틀거리는 증상을 고치는 동작이다. 처음에는 집게손가락 끝으로 벽을 짚고 한 발로 선 상태에서 1부터 30까지 소리 내어 천천히 숫자를 센다. 동작이 자연스러워지면 손가락을 떼고 해본다.

다음과 같은 증상이 있다면 이 체조를 한다.

● 에스컬레이터에서 내릴 때 긴장해서 몸이 굳어진다.

● 비 오는 날 우산을 들고 계단을 오르내리는 일이 무섭다.

● 사람이 붐비는 장소를 걸으면 몸이 비틀거린다.

● 걸을 때 구름이나 스펀지 위를 걷는 느낌이 든다.

⑥ 외발 서기

1) 넘어지지 않도록 벽이나 탁자, 난간 같은 곳을 손가락으로 살짝 짚는다.

2) 눈을 뜨고, 한쪽 다리를 최대한 직각으로 든 상태에서 30초간 자세를 유지한다.

3) 반대쪽 다리도 같은 방식으로 실시한다. 왼쪽 3회, 오른쪽 3회가 한 세트다.

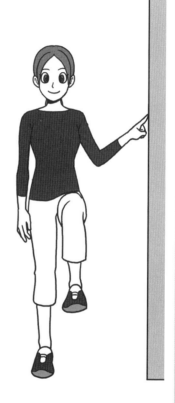

잠깐! 동작 체크   눈을 감지 않도록 주의하자!

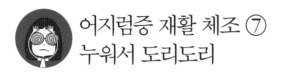

어지럼증 재활 체조 ⑦
누워서 도리도리

　침대나 이부자리에 누워서 하는 체조로, 누워 있을 때 일어나
는 어지럼증을 고치는 동작이다. 다음 쪽에 실린 일곱 가지 동작
을 한 세트로 3회, 하루 세 번 실시한다. 한 동작을 할 때마다 천
천히 10까지 센 뒤 다음 동작으로 넘어간다. 오른쪽이 불편하든
왼쪽이 불편하든 무조건 오른쪽부터 시작한다.

　누운 채로는 자세를 바꿀 수가 없어서 언제나 한 방향으로 자
는 사람은 다음과 같은 체조를 한다.

⑦ 누워서 도리도리

1) 기본자세(천장 보기)

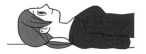

2) 머리만 오른쪽으로 돌리고 10까지 센다.

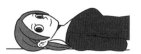

3) 몸도 오른쪽으로 돌리고 10까지 센다.

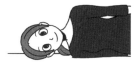

4) 기본자세(천장 보기)로 돌아가 10까지 센다.

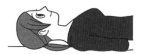

5) 머리만 왼쪽으로 돌리고 10까지 센다.

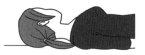

6) 몸도 왼쪽으로 돌리고 10까지 센다.

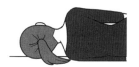

7) 기본자세(천장 보기)로 돌아간다.

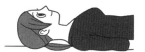

잠깐! 동작 체크

오른쪽과 왼쪽 모두 자세를 쉽게 바꿀 수 있는가?

5일 코스로 어지럼증 재활 체조를 정복하자

일곱 가지 어지럼증 재활 체조를 전부 익혔는가?

이 책은 어지럼증을 치료하고 싶지만 부득이한 사정 탓에 입원은커녕 통원조차 하기 힘든 환자를 생각하며 집필했다. 병원이 너무 멀어서 다니기 힘든 사람, 도무지 일을 쉴 짬이 나지 않는 사람, 돌봐야 할 가족이 있어서 집을 비우지 못하는 사람이 집에서도 어지럼증을 고칠 수 있도록 내가 실제로 통원 환자에게 실시하는 '재활 체조 5일 코스'를 소개하고자 한다.

재활 훈련을 처음 시작할 때는 몸을 움직이면 눈앞이 아찔하다는 이유로 체조를 기피하는 사람이 많다. 괜히 재활 체조를 했다가 오히려 어지럼증이 더 심해질까 봐 불안해하는 사람도 적지 않다. 하지만 그럴수록 더욱 재활 훈련을 해야 한다.

예컨대 운동 부족인 사람이 어느 날 갑자기 장거리 마라톤에 도전한다면 어떻게 될까? 아무래도 완주하지는 못할 것이다. 얼마 달리지 못해 옆구리를 붙잡으며 웅크려 앉아 구토를 하거나 다음 날 심한 근육통에 시달릴지도 모른다. 그러나 이런 고통을 넘어서지 않으면 결코 마라톤을 완주해낼 수 없다.

어지럼증 탓에 거의 매일 누워 지내던 환자가 막 재활 훈련을 시작했을 때도 이와 같은 상황이 벌어진다. 어깨나 목 근육이 아프고, 두통이 생기고, 심하면 메스꺼움을 느낄 수도 있다. 하지만 그 고통을 넘어서야 한다. 그렇지 않고서는 괴롭기만 한 어지럼증을 고칠 수 없다. 어지럼증은 가만히 누워 있으면 낫지 않는다. 처음에는 다소 괴로울지라도 꾸준히 재활 체조를 하면서 자신이 어떤 동작을 할 때 불편한지 깨닫고 극복해야 한다. 입에 쓴 약이 병에는 좋은 법이다.

【1일 차】

만약 외래환자가 병원을 찾아온다면 첫 진료에서 먼저 안구 운동 검사를 하여 눈떨림 상태를 알아보고, 병력과 증상 등을 물어볼 것이다. 어지럼증의 원인 질환은 무엇이며 어느 쪽 귀가 안 좋은지 진단을 내리기 위해서다. 그러니 사정상 병원에 가기 어려운 사람은 일단 42~43쪽에 실린 〈어지럼증 자가진단 테스트〉를 통해 대강이나마 원인 질환을 추정해본다. 어느 쪽 귀가 안 좋은

지는 22~23쪽에서 소개한 검사(76~77쪽 어지럼증 재활 치료 ③과 동일)로 이미 확인했다.

원인 질환이 무엇이고, 이상이 생긴 귀가 어느 쪽인지 알았다면 일곱 가지 재활 체조 중 네 가지 종목(① 빠르게 옆, ② 천천히 옆, ③ 도리도리, ④ *끄덕끄덕*)을 각각 20회씩, 하루 두 번 실시한다.

이것이 어지럼증을 고치는 첫걸음이다.

【2일 차】

남은 세 가지 종목(⑤ 50보 제자리걸음, ⑥ 외발 서기, ⑦ 누워서 도리도리)을 역시 각각 20회씩, 하루 두 번 실시한다. 이로써 일곱 가지 재활 체조 동작을 완전히 이해한다.

【3일 차】

이틀에 걸쳐 일곱 가지 재활 체조를 모두 했다. 3일 차부터는 재활 체조를 시작하기 전에 꼭 실천해야 할 중요한 단계를 추가한다.

어지럼증은 몸에 증상이 나타나는 질병이기는 하지만 몸뿐 아니라 마음까지 건강해야 나을 수 있다. 그런데 오랜 기간 어지럼중에 시달리다 보면 기운이 빠지고 활기가 사라져 목소리를 내는 일조차 힘들어진다. 재활 훈련을 하면서 마음을 건강하게 하는 첫 단계는 소리를 내어 마법의 주문(70쪽 참조)을 외치는 것이다.

"나는 어지럼증을 고친다! 나는 어지럼증에 지지 않는다!"

약간 부끄러울 수도 있겠지만 부끄러워하지 말고 하루 두 번 재활 체조를 시작하기 전에 큰 목소리로 말해야 한다. "불안한 마음에도 지지 않는다!"라는 말까지 덧붙이면 더욱 좋다. 먼저 주문을 외치고, 일곱 가지 종목을 각각 20회씩 하루 두 번 실시한다.

【4일 차】

지난 사흘간 훈련을 거듭한 일곱 가지 재활 체조를 완전히 숙지했는가? 통원하면서 먼저 재활 체조를 경험한 환자들은 종종 이런 질문을 한다.

"선생님, 이 중에서 제가 꼭 해야 하는 재활 체조는 뭔가요?"

내 대답은 44~66쪽에 적어두었다. 어지럼증의 원인 질환마다 가장 권장하는 재활 체조를 병명 아래쪽에 세 가지씩 소개했으니 일곱 가지를 다 하기가 벅찬 사람은 세 가지 종목을 중심으로 매일 두 번씩 재활 체조를 한다.

세 가지 종목이 궁금한 사람은 먼저 42~43쪽의 〈어지럼증 자가진단 테스트〉로 자신의 원인 질환을 파악하고, 91쪽의 표를 참고하여 질환별 권장 체조를 확인하기 바란다.

【5일 차】

드디어 마지막 날이다. 5일 차에는 원인 질환별로 특히 중점을 두어야 할 세 가지 종목(44~66쪽 참조)을 복습하는 것부터 시작한다. 다른 사람의 지도 없이 자기 주도적으로 재활 체조를 지속해야 하니 몸이 동작을 기억하도록 단단히 훈련해야 한다.

여력이 있다면 일곱 가지 종목을 모두 실시하는 편이 가장 바람직하다. 이왕이면 92쪽에 첨부한 5일 치 〈어지럼증 재활 훈련 기록표〉를 활용하여 훈련 기록을 남기는 것을 추천한다.

병명 \ 재활 체조	① 빠르게 옆	② 천천히 옆	③ 도리도리	④ 끄덕끄덕	⑤ 50보 제자리 걸음	⑥ 외발 서기	⑦ 누워서 도리도리
양성자세현훈(이석증)			○	○			○
전정신경염	○		○			○	
메니에르병	○		○		○		
돌발성 난청	○		○			○	
람세이헌트 증후군	○		○			○	
지속성·노인성 평형기능장애	○				○	○	
만성 중이염	○		○	○			
편두통성 어지럼증	○	○	○				
척추기저동맥허혈	○	○			○		
기립성 저혈압	○				○	○	
뇌졸중 후유증	○	○			○		
심인성 어지럼증	○		○		○		
척수소뇌변성증	○				○		
원인 질환이 불분명할 때	○	○	○	○	○	○	○

일곱 가지 종목을 전부 실시하는 게 원칙이지만 상황이 여의치 않다면 세가지 권장 체조만이라도 반드시 실시한다. 재활 체조를 꾸준히 하는데도 병세에 차도가 보이지 않는다면 원칙대로 일곱 가지를 모두 하는 편이 좋다.

어지럼증 재활 훈련 기록표

재활 체조		기록 예	1일 차(월/일)	
			첫 번째	두 번째
①	빠르게 옆	○ 할 수 있다.		
②	천천히 옆	△ 잘 따라 하기가 어렵다.		
③	도리도리	× 너무 어지럽다.		
④	끄덕끄덕	△ 시선이 손톱에서 벗어난다.		
⑤	50보 제자리걸음	× 오른쪽으로 120도 회전함.		
⑥	외발 서기	△ 손가락 대고 30초 성공!		
⑦	누워서 도리도리	× 왼쪽을 보면 어지럽다.		

	2일 차(월/일)		3일 차(월/일)	
	첫 번째	두 번째	첫 번째	두 번째
①				
②				
③				
④				
⑤				
⑥				
⑦				

	4일 차(월/일)		5일 차(월/일)	
	첫 번째	두 번째	첫 번째	두 번째
①				
②				
③				
④				
⑤				
⑥				
⑦				

[기록 평가]

○ 아무 문제 없이 할 수 있다, 어지럽지 않다.

△ 할 수는 있지만 약간 어지럽고 눈앞이 아찔해질 때가 있다.

× 자꾸 어지럽고 50보 제자리걸음을 하면 몸이 제자리에서 90도 이상 벗어난다.

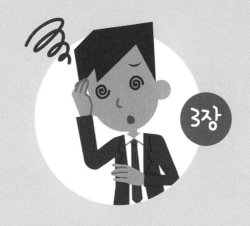

3장

어지럼증을 예방하고
개선하는 식생활

어지럼증 원인 질환과
증상별 식생활 개선책

나는 3년 전, 왼쪽 귀에 전정신경염이 발병하면서 심한 어지럼
증을 겪었다. '왜 전정신경염에 걸렸을까?' 곰곰이 생각했다. 발
병하기 전에 감기를 앓은 적이 없으니 바이러스 감염이 원인은 아
닐 테고, 아마 전정기관으로 흘러가는 혈류에 장애가 생긴 듯했
다. 그때 어지럼증 전문의로서 내게 내린 진단은 동맥경화였다.
동맥경화를 일으키는 원인 중 하나가 식생활 및 생활 습관이라
는 점을 떠올리며 내 나름대로 두 가지를 모두 개선하고자 노력
했다.

그 덕분에 지금은 건강한 모습으로 의사로서 일을 계속하고
있지만, 어지럼증을 직접 겪으며 절감한 바가 있다. 어지럼증 또
한 생활습관병(성인병)의 하나로 여기고 특히 식생활에 신경을
쓸 필요가 있다는 점이다. 단, 환자의 상태와 증상에 따라 개선
책이 다르다.

그래서 이 장에서는 어지럼증 일반 및 원인 질환과 증상에 따른 식생활 개선책을 구체적으로 소개하고자 한다. 먼저 아래의 표를 보고 자신이 개선해야 할 원인 질환에 영향을 미치는 주된 요인이 무엇인지 정리해두자.

어지럼증의 원인 질환에 영향을 주는 요인

참조 쪽 / 병명 \ 영향 요인	98~100쪽			102~111쪽	112쪽	
	불면	불안, 우울	스트레스	동맥경화 (고혈압, 순환장애)	면역력 저하, 바이러스 감염	기타 요인 (참조 쪽)
양성자세현훈	○	△	○	○		뼈밀도, 칼슘 대사(117쪽)
전정신경염	○	△	○	○	◎	
메니에르병	◎	◎	◎			항이뇨호르몬 (115쪽)
돌발성 난청	○		◎	◎	◎	
람세이헌트 증후군	○	△	○		◎	
지속성·노인성 평형기능장애	○	△		○	○	
만성 중이염	○	△			○	
편두통성 어지럼증	○	△	○			(120쪽)
척추기저동맥허혈	○	△		◎		
기립성 저혈압	○	○	△			(122쪽)
뇌졸중 후유증	○	△	△	◎		
심인성 어지럼증	◎	◎	◎			
척수소뇌변성증	○	△	△			

△ 영향을 받을 가능성이 있다. ○ 영향을 받는다. ◎ 상당히 영향을 받는다.

불안, 불면, 스트레스 해소에는 콩과 바나나

어지럼증을 이겨내려면 몸은 물론이고 마음도 건강하게 돌봐야 한다. 그런데 어지럼증 환자 중에는 증상이 잘 개선되지 않으면 불안해서 우울하거나 초조해 하는 사람이 많다. 더구나 대개 무기력하고 지쳐 있어서 쉽게 잠들지 못하고 밤새 몇 번이나 잠에서 깨는 수면 장애를 겪는 환자도 상당하다(126쪽 참조).

불안, 불면, 스트레스와 같은 증상으로 고민하는 환자를 위한 음식을 소개하기에 앞서 한 가지 질문이 있다.

여러분은 '행복 호르몬'을 알고 있는가?

행복 호르몬이란 뇌 속에 있는 세로토닌을 가리킨다. 세로토닌이라는 물질을 왜 행복 호르몬이라고 부를까? 세로토닌이 마음을 진정시키는 작용을 하기 때문이다.

세로토닌의 원료는 트립토판과 비타민 B_6이다. 이 두 가지 모두 체내에서 생성되지 않는 필수아미노산이지만 음식을 통해 섭취하면 합성 작용을 통해 세로토닌을 만들어낸다. 트립토판이 풍부한 식품은 두부와 된장 같은 콩으로 만든 식품, 우유를 비롯한 유제품, 육류, 붉은 살 생선이다. 비타민 B_6는 붉은 살 생선과 콩으로 만든 식품, 바나나에 다량 함유되어 있다.

행복 호르몬 세로토닌은 숙면을 촉진하는 효과도 있다. 어지럼증 환자는 흔히 불면을 겪으므로 콩으로 만든 음식과 바나나를 듬뿍 섭취하면 좋다.

어지럼증 환자에게는 겉으로 드러나는 불안 외에도 마음속에 잠재하는 조바심이 크다. 콩 식품과 유제품, 시금치에는 신경을 진정시키는 데 필요한 칼슘과 마그네슘이 들어 있으니 부지런히 섭취하자.

기운이 없는 어지럼증 환자는 되도록 기운과 활력이 솟아나는 식사를 해야 한다. 스태미나 식품으로도 인기 있는 장어를 비롯하여 돼지고기, 도미, 방어, 콩, 현미, 몰로키아(시금치와 비슷하게 생긴 이집트산 녹황색 채소) 등 비타민 B_1이 풍부한 식품을 섭취하자. 비타민 B_1은 기운을 북돋우는 으뜸 영양소이다. 다만 물에 녹기 쉽고 열에 약한 특성이 있으므로 삶거나 끓이기보다는 살짝 볶는 조리법을 추천한다. 비타민 B_1의 흡수를 촉진하고 효과를 지속하는 데 도움을 주는 아미노산은 마늘, 부추, 파, 양파처럼 향이 강한 채소에 함유되어 있다.

어지럼증 환자는 어쩔 수 없이 건강한 사람보다 몇 배는 더 피로를 느낀다. 피로를 푸는 데 효과가 있는 식품은 레몬, 오렌지, 자몽 같은 과일이니 챙겨 먹기 바란다. 신맛이 나는 감귤류 과일에 함유된 시트르산(구연산)은 체내에 축적된 피로물질을 빠르게 배출하는 일등 공신이다.

어지럼증 환자의 불안한 정서를 완화하기 위해서는 권장 식품을 중심으로 한 균형 잡힌 식생활과 규칙적인 생활이 무엇보다 중요하다. 추천한 식품을 골고루 섭취하여 건강을 되찾도록 노력하자.

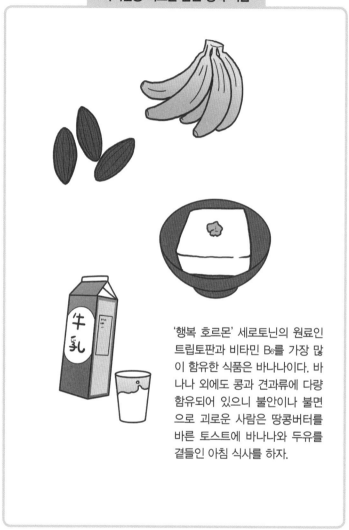

'행복 호르몬' 세로토닌의 원료인 트립토판과 비타민 B₆를 가장 많이 함유한 식품은 바나나이다. 바나나 외에도 콩과 견과류에 다량 함유되어 있으니 불안이나 불면으로 괴로운 사람은 땅콩버터를 바른 토스트에 바나나와 두유를 곁들인 아침 식사를 하자.

염분 제한은 동맥경화를 예방하는 첫걸음

　일본인의 소금 섭취량은 세계에서도 손꼽히는 수준이다. 일식은 건강하다는 이미지가 있다. (한국인의 소금 섭취량은 세계보건기구 권장량 두 배 이상이다. 한식은 건강식으로 알려져 있다.) 하지만 염분(나트륨) 함유량이 높은 간장과 된장을 기본 조미료로 사용하고, 장아찌를 즐겨 먹는 데다 생선이나 고기를 염장하는 문화다 보니 아무래도 소금 섭취량이 많을 수밖에 없다.

　염분을 지나치게 섭취하면 혈압이 높아지고, 동맥경화가 진행되어 혈액순환에 장애를 일으킨다. 더구나 속귀에 발생하는 동맥경화는 어지럼증과 귀울림에도 나쁜 영향을 끼친다. 만약 그런 상황에서 합병증으로 고혈압까지 나타나면 동맥경화가 더욱 심해져 뇌경색이나 뇌출혈이 일어날 위험도 커진다.

　여성은 젊어서 저혈압이던 사람도 50대 이후에는 고혈압이 되는 경우가 있다. 동맥경화와 고혈압의 진행을 막는 에스트로

겐(여성호르몬)이 폐경으로 인해 감소하면서 혈압이 높아지기 때문이다. 실제로 여성 어지럼증 환자는 50대부터 그 숫자가 증가한다.

끝으로 어지럼증의 원인 질환 중 하나인 메니에르병은 염분을 제한하는 것이 치료의 기본이니 아래에 나와 있는 〈식품과 조미료에 포함된 염분량〉 표를 꼭 참고하기 바란다.

일본인이 즐겨 먹는 식품과 조미료에 포함된 염분량

분류	조미료 및 식품	기준량	염분량
빵 및 면류	식빵	100g	1.3g
	우동(생면)	100g	2.5g
	우동(건면)	100g	4.3g
	메밀국수(생면)	100g	0g
	메밀국수(건면)	100g	2.2g
	중화면	100g	1.0g
	스파게티면	100g	0g
수산가공품	어묵(찐 것)	100g	1.5g
	어묵(튀긴 것)	100g	1.9g
생선(염장 식품)	명란젓	100g	4.6g
	연어알젓	100g	3.0g
장아찌류	단무지	100g	4.3g

육가공품	로스햄	100g	2.5g
	비엔나소시지	100g	1.9g
유제품	프로세스치즈(두 가지 이상의 천연 치즈를 녹여서 향신료 따위를 넣고 다시 제조한 가공 치즈)	100g	2.8g
	카망베르치즈	100g	2.0g
과자류	포테이토칩	100g	1.0g
조미료	소금	1큰술	18.0g
	간장	1큰술	2.6g
	된장	1큰술	2.4g
	토마토케첩	1큰술	0.5g
	부용(육류, 생선, 채소, 향신료 등을 넣고 맑게 우려낸 서양식 육수)	1큰술	2.3g
	폰스긴장	1큰술	1.5g
	중화소스(굴소스)	1큰술	1.0g
	멘쯔유(육수, 간장, 맛술, 설탕을 끓여 만든 조미료. 일본식 국수장국) 원액	1큰술	0.5g

※ 참고자료: 일본 문부과학성 과학기술·학술심의회 산하 자원조사분과회, 〈일본 식품 표준 성분표 2010〉

현재 일본인의 하루 평균 소금 섭취량은 11~14g(한국인의 하루 평균 소금 섭취량은 15~20g)이다. 권장 섭취량은 성인을 기준으로 남성이 10g, 여성이 8g인데 고혈압 환자는 더 엄격한 기준을 적용하여 6g 정도다. 양으로 치면 소금 1작은술이 약 5g이니 성인 남성의 하루 권장 섭취량 10g은 2작은술이고, 여성이라면 이보다 더욱 줄어드는 셈이다. 표에서도 드러나다시피 식품에 포함된 염분량은 생각보다 많다. 자칫 지나치게 섭취하지 않도록 염분량을 머릿속에 넣어두고 유의해야 한다.

된장국이나 수프처럼 국물이 많은 음식은 담백하게 요리하여 하루 한 그릇으로 제한하고, 한 그릇 분량의 염분은 칼륨이 풍부한 콩 식품과 채소, 과일(특히 바나나)을 섭취하여 상쇄하면 좋다. 칼륨은 염분을 몸 밖으로 배출하는 효과가 있다.

담백한 맛에 익숙해지는 방법도 염분 섭취를 줄이는 데 효과적이다. 이를테면 된장국을 끓일 때 다시마, 멸치, 가쓰오부시(가다랑어포) 등을 우려내 육수로 사용하면 된장 사용량을 줄일 수 있다. 소금 대신 카레 가루 같은 향신료나 바질을 비롯한 허브, 후추, 고추냉이 등 다른 양념을 활용하는 것도 한 방법이다. 각자 입맛에 맞게 소금을 줄이고 맛을 내는 요리법을 연구해보자.

한국인이 즐겨 먹는 식품과 조미료에 포함된 염분량

분류	조미료 및 식품	기준량	염분량
곡류 및 가공품	쌀밥	100g	0.003g
	우유 식빵	100g	0.43g
	옥수수 식빵	100g	0.46g
	메밀국수(건면)	100g	0.85g
	소면(건면)	100g	1.32g
	칼국수(반건면)	100g	1.77g
어육류 및 가공품	닭고기	100g	0.06g
	돼지고기	100g	0.02g
	소고기	100g	0.3g
	프랑크 소시지	100g	0.66g
	햄(등심)	100g	1.08g
	고등어(생것)	100g	0.08g
	고등어(자반)	100g	1.8g
	어묵(찐 것)	100g	0.69g
	어묵(튀긴 것)	100g	0.75g
우유 및 유제품	우유	100g	0.04g
	액상 요구르트	100g	0.06g
	치즈(가공)	100g	1.13g
	치즈(모차렐라)	100g	0.65g

조미료	소금	1작은술(5g)	1.13g
	간장(양조간장)	1작은술(5g)	0.26g
	된장	1작은술(6g)	0.3g
	청국장	1작은술(6g)	0.34g
	고추장	1작은술(6g)	0.2g
	토마토케첩	1큰술(17g)	0.17g
	마요네즈	1큰술(15g)	0.07g
김치류	깍두기	100g	0.65g
	배추김치	100g	1.15g
	열무김치	100g	0.62g

※ 참고자료: 식품의약품안전처에서 제공하는 〈식품 영양성분 데이터베이스〉, 『소금 한 스푼이 내 몸을 위협한다 : 저염 밥상』

식이섬유가 콜레스테롤을 줄여 동맥경화를 예방한다

　장내 환경을 개선하고 변비를 고치는 효능이 뛰어난 식이섬유는 혈관 벽에 들러붙으려는 콜레스테롤을 몸 밖으로 배출하는 작용도 한다. 따라서 동맥경화를 예방하려면 식이섬유를 의식적으로 섭취할 필요가 있다.

　섭취할 때 주의할 사항은 동물성 식품인 고기, 생선, 달걀에는 식이섬유가 들어 있지 않다는 점이다. 반면 식물성 식품인 채소, 버섯, 해조류는 식이섬유의 보고라고 불릴 만큼 식이섬유가 풍부하다. 식이섬유의 하루 권장 섭취량은 만 18세 이상을 기준으로 남성이 19g, 여성이 17g 이상이니 충분히 섭취하기 바란다.

　참고로 식이섬유가 든 식품은 날것을 그대로 먹기보다는 가열해서 먹는 편이 식품의 부피가 줄어들어 더 많은 식이섬유를 섭취할 수 있다. 이왕이면 다양하게 조리해서 먹는 방식을 추천한다.

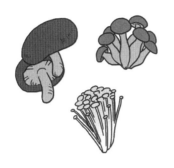

버섯

최근에는 표고버섯이나 송이버섯, 팽이버섯처럼 우리에게 친숙한 버섯 외에도 여러 종류의 버섯을 판매하고 있다. 버섯에는 면역력을 높여주는 베타글루칸이라는 식이섬유가 들어 있으며, 칼륨도 풍부하다.

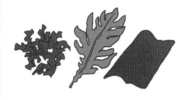

해조류

미역, 다시마, 김 등 해조류에는 식이섬유뿐 아니라 마그네슘과 칼슘 같은 미네랄도 들어 있다. 열량이 낮은 점도 매력이다.

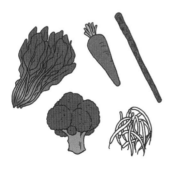

채소

채소는 식이섬유 하면 가장 먼저 떠오르는 식품이다. 그중에서도 브로콜리는 식이섬유와 칼륨, 베타카로틴이 풍부하고, 비타민 C도 레몬보다 두 배나 많다. 당근은 껍질에 식이섬유가 많으니 껍질째 먹는 편이 좋다.

당근, 토마토, 브로콜리는 활성산소의 발생을 억제한다

사람은 호흡하면서 들이마신 산소를 이용해 에너지를 얻는데, 그 과정에서 일어나는 화학변화로 활성산소가 생겨난다. 과잉 생성된 활성산소는 몸을 산화시켜 동맥경화와 생활습관병을 유발하고 신체의 노화를 촉진한다. 항산화 작용이란 이러한 활성산소의 발생을 억누르는 작용을 뜻한다.

산화작용을 억제하여 뇌와 속귀를 지키는 항산화 영양소에는 폴리페놀, 비타민 C, 비타민 E, 리코펜(라이코펜), 베타카로틴, 이소플라본 등이 있다. 폴리페놀은 뇌 신경세포를 보호하며, 비타민 C 또한 세포를 보호하여 활성산소로 인한 피해를 줄인다. 비타민 E는 인지 기능이 저하되는 것을 억제할 뿐 아니라 혈행을 활발하게 한다. 비타민 E를 잘 섭취하면 혈액순환장애가 다른 병으로 이어지기 쉬운 뇌와 귀 건강에 좋다.

항산화 영양소와 식이섬유가 풍부한 식품은 채소다. 채소를

110

부지런히 챙겨 먹으면 뇌와 귀에 이로운 작용을 한다. 가장 추천하는 채소 세 가지는 당근, 토마토, 브로콜리이다. 당근에는 베타카로틴이, 토마토에는 리코펜이, 브로콜리에는 비타민 C가 듬뿍 들어 있다.

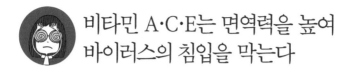

비타민 A·C·E는 면역력을 높여 바이러스의 침입을 막는다

신체는 면역력과 저항력이 떨어졌을 때 바이러스가 침투하기 쉬워진다. 면역력과 저항력을 높이기 위해서는 잠을 푹 자고, 스트레스가 쌓이지 않도록 생활하는 것이 중요하다. 바이러스는 낮은 온도와 건조한 상태에는 강하지만 열과 습기에는 약하다. 따라서 바이러스의 침입을 막으려면 양치질을 철저히 하고, 목과 코의 점막도 강화할 필요가 있다.

바이러스의 침입을 막는 데는 비타민 A·C·E가 좋다. 이 비타민은 활성산소의 발생을 억제하는 항산화 작용을 하므로 기초적인 저항력 강화에 효과가 있다(110쪽 참조).

특히 '눈과 점막의 비타민'이라고 불리는 비타민 A는 점액 분비를 증가시켜 감기에 대한 저항력을 높이는 효능이 있으며, '감기 예방 비타민'인 비타민 C는 백혈구의 활동을 강화하여 면역력을 높여준다. '회춘 비타민'으로 통하는 비타민 E는 신체의 산화 현상을 방지하고 혈액순환을 촉진한다.

비타민 A는 간, 장어, 몰로키아(시금치와 비슷하게 생긴 이집트산 녹황색 채소), 당근, 호박, 고구마, 부추 등에 많고, 비타민 C는 브로콜리, 방울양배추, 무청, 호박, 딸기, 감, 키위 등에 듬뿍 들어 있다. 비타민 E를 다량 함유한 식품은 아몬드, 헤이즐넛(개암), 은어, 말차, 연어알젓 등이다.

고기나 생선에 함유된 단백질을 섭취하는 일도 중요하다. 단백질은 신체 기능을 정상으로 유지하며 항원(면역원)의 활동을 활발하게 한다.

철, 아연, 판토텐산, 식이섬유도 면역력과 저항력 강화에 꼭 필요한 성분이다. 소고기에 함유된 아연 성분은 면역과 깊은 관계가 있어 아연이 부족하면 감염증에 걸리기 쉽다. 판토텐산은 감염증에 대한 저항력을 높여준다. 면역력 저하와 관련된 어지럼증을 앓는 환자는 이 영양소를 챙겨 먹자.

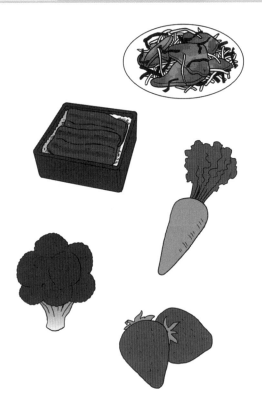

비타민 A·C·E는 면역력을 높이는 효능이 있으며 단백질과 함께 섭취하면 면역력이 더욱 올라간다. 비타민 A와 단백질이 모두 풍부한 식품의 대표는 간(맨 위의 그림은 간·부추 볶음)과 장어이다. 당근은 체내에서 비타민 A로 전환되는 베타카로틴을 다량 함유하고 있으며, 브로콜리와 딸기는 비타민 C가 풍부하다.

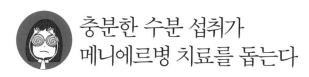

충분한 수분 섭취가
메니에르병 치료를 돕는다

메니에르병 치료의 기본은 염분 제한이다. 통상 권장하는 소금 섭취량은 성인을 기준으로 남성이 10g, 여성이 8g이라고 하니 메니에르병 환자라면 권장량을 지키는 편이 바람직하다.

여기에 한 가지 더, 메니에르병의 특징인 내림프수종을 완화하려면 물을 많이 마셔야 한다. 수분을 섭취하는 것이 메니에르병을 치료하는 효과적인 방법이다.

체내에서 분비되는 항이뇨호르몬(스트레스 호르몬)은 소변의 배출을 억제하여 몸속에 수분을 모아두는 작용을 한다. 그뿐 아니라 속귀에 림프액을 모으는 작용도 하는데, 스트레스 호르몬이라는 별명에 걸맞게 스트레스를 받으면 과잉 분비되는 특징이 있다.

스트레스는 메니에르병을 일으키는 한 원인으로 추정되고 있으며, 실제로 메니에르병 환자는 건강한 사람보다 항이뇨호르몬 농도가 높은 경향이 있다. 물을 많이 마시면 체내에 수분이 많이 공급되기 때문에 뇌가 '수분을 모아두지 않아도 되겠다'는 판단을 내린다. 그러면 자연히 항이뇨호르몬 분비가 억제되면서 내림프수종을 완화하는 효과로 이어진다.

신장병이나 심장병 같은 질환이 있어서 수분 섭취를 제한해야 하는 환자가 아니라면 남성은 하루 1.5ℓ, 여성은 하루 1.2ℓ를 목표로 물을 마시자.

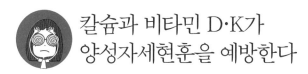

칼슘과 비타민 D·K가
양성자세현훈을 예방한다

골다공증은 이미 널리 알려진 질환으로 뼈 조직이 줄어드는 뼈흡수와 늘어나는 뼈형성 사이의 균형이 깨지면서 뼈가 엉성해지는 증상을 가리킨다. 2012년에 실시한 조사에 따르면 골다공증이 있는 일본 여성은 약 1천만 명이고, 남성은 3백만 명(한국의 경우 여성 75만1천 명, 남성 5만6천 명/국민건강보험공단 건강보험 진료비 지급 자료. 2013년)이라고 한다.

오랜 기간 의사로서 어지럼증을 진단하고 치료해온 경험에 비추어 볼 때, 나는 어지럼증과 골다공증이 상관관계가 있다고 생각했다. 그래서 내가 근무하는 병원에 어지럼증을 호소하며 입원한 1,211명의 환자를 대상으로 뼈밀도를 조사해보았다. 그 결과 50세 이상 일본인의 골다공증 유병률이 여성 24%, 남성 4%(한국의 경우 여성 37.3%, 남성 7.5%/질병관리본부에서 실시한 국민건강 영양조사. 2008~2011년)였다. 반면 어지럼증 환자의 골다공증 유병

률은 여성 49.9%, 남성 10.5%로 남녀 모두 어지럼증 환자가 두 배 이상 높다는 사실을 확인하였다.

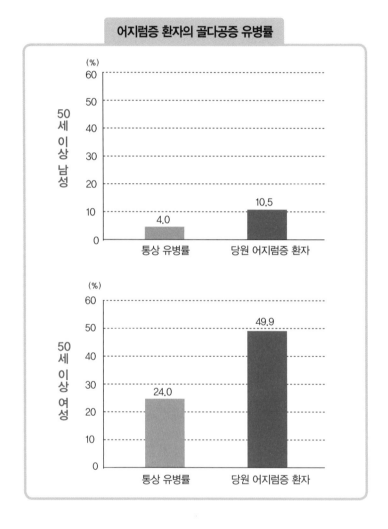

어지럼증 환자의 골다공증 유병률

어지럼증과 골다공증은 중·노년 여성에게 무척 흔해서 두 질환이 함께 발병하면 어지럽거나 비틀거리다가 넘어졌을 때 뼈가 부러질 위험이 커진다.

내가 어지럼증 환자에게 골다공증 개선과 예방법을 설명하면서 뼈가 튼튼해지는 식품을 적극적으로 섭취하라고 지도하는 이유는 그 때문이다. 더군다나 뼈밀도를 높이는 영양소는 평형모래가 전정낭에서 쉽게 떨어지지 않도록 하여 양성자세현훈으로 인해 어지럼증이 재발하는 것을 예방한다.

그렇다면 뼈밀도를 높이는 영양소는 무엇일까? 가장 필요한 영양소는 뼈를 형성하는 칼슘이다. 칼슘은 우유, 요구르트 등의 유제품, 멸치와 뱅어 같은 뼈째 먹는 생선, 해조류, 녹황색 채소에 많이 들어 있다. 칼슘과 함께 비타민 D와 비타민 K를 섭취하는 것도 뼈를 튼튼하게 한다. 비타민 D는 칼슘 흡수를 촉진하는 작용을 하며 말린 표고버섯, 연어, 달걀 등에 풍부하게 들어 있다. 뼈의 기초가 되는 콜라겐과 칼슘을 결합시켜 칼슘이 뼈에서 빠져나가지 못하도록 막는 비타민 K는 시금치, 브로콜리, 양상추, 낫토(삶은 콩을 발효시켜 만든 일본 전통음식, 일본식 청국장) 등에 많다. 자신에게 필요한 영양소를 골고루 섭취하여 골다공증을 개선하고 예방하기 바란다.

편두통을 유발하는
폴리페놀과 티라민

편두통성 어지럼증을 앓는 환자는 폴리페놀과 티라민을 함유한 식품을 섭취하는 데 주의해야 한다. 폴리페놀과 티라민은 혈관을 확장해 편두통을 유발하고 악화하기 때문이다. 폴리페놀이 많이 든 식품은 레드 와인과 초콜릿이며, 피자를 만드는 데 쓰는 체다 치즈는 티라민을 다량 함유한다.

반면 녹차나 커피는 편두통에 효과가 좋다.

편두통성 어지럼증 환자가 피해야 할 식품

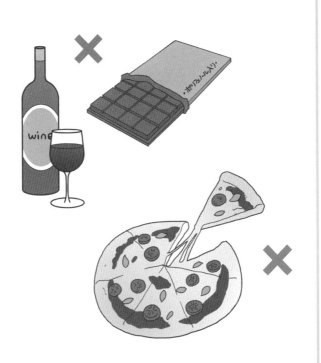

폴리페놀이 많이 들어 있는 초콜릿과 레드 와인은 편두통을 유발하는 또 다른 물질인 티라민까지 함유하여 편두통에는 악이나 마찬가지다. 티라민은 숙성된 치즈에도 많이 들어 있으니 편두통이 있다면 피해야 한다.

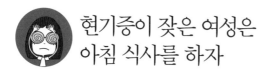

현기증이 잦은 여성은
아침 식사를 하자

기립성 저혈압은 젊은 여성에게 빈번하게 나타나는 현기증 질환이다. 기립성 저혈압이 있는 여성은 혈압이 낮고, 일 년 내내 손발이 차가우며, 생리통과는 다른 복통을 느낀다. 차멀미도 쉽게 나는데 얼굴이 창백해지면서 두통을 동반하는 경우가 많다.

만약 기립성 저혈압이 있다면 반드시 아침 식사를 해야 한다. 아침 식사를 거르면 체온이 오르지 않고, 기력이 달려서 활동할 에너지가 생기지 않는다. 아침 식사와 함께 아침 샤워를 추천한다. 단, 잠깐 물만 끼얹는 정도로는 도리어 냉증이나 저체온 상태를 유발할 수 있으므로 여유가 있다면 욕조에 몸을 담가 전신을 덥히도록 한다(152쪽 참조).

기립성 저혈압은 뇌로 흘러가는 혈액이 일시적으로 줄어들어 발생하는 뇌빈혈이 원인이다. 일주일에 한두 번은 걷기 운동을 하여 다리 근력을 키우고 혈액순환을 개선하는 데 주의를 기울이

자. 탄력 있는 스타킹이나 의료용 압박 스타킹을 착용하여 다리에 몰린 혈액을 심장과 뇌 쪽으로 몰아주는 방법도 도움이 된다.

마른 수건으로 온몸을 문지르는 건포마찰은 뇌빈혈을 유발하는 자율신경계 이상을 막는 효과가 있다. 피부에 닿는 온도 자극이 혈액순환을 촉진하면서 자율신경에도 이롭게 작용하기 때문이다. 에어컨을 켜둔 방처럼 더운 걸 모르고 시원하기만 하여 온도 자극이 없는 생활 환경은 기립성 저혈압 환자에게 좋지 않다. 일 년 사시사철 다른 온도 자극을 피부로 직접 느껴야 한다.

덧붙여 기립성은 아니지만, 혈압이 낮은 여성에게 메니에르병이나 저음 영역의 난청이 발병하기도 한다. 이때도 기립성 저혈압에 도움이 되는 방법을 적용하면 효과가 있다.

기립성 저혈압을 고치려면 아침 식사가 필수!

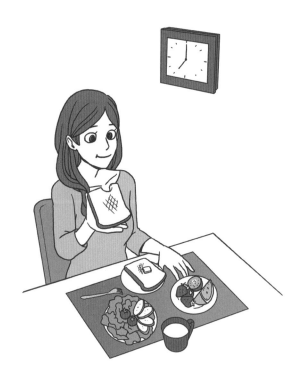

건강을 유지하려면 삼시 세끼를 규칙적으로 먹는 일이 중요한데, 기립성 저혈압이 있는 사람은 특히 더 그렇다. 시간이 없더라도 될 수 있으면 식사를 거르지 말고, 최소한 아침 식사는 반드시 챙겨 먹도록 하자. 아침 식사를 거르면 기력이 달려서 그날 하루를 망칠 수도 있다.

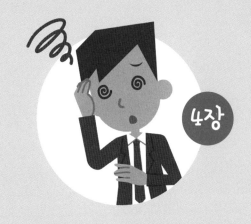

4장

어지럼증을 고치고
극복하는 Q&A

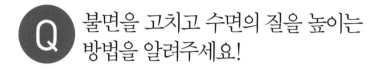

불면을 고치고 수면의 질을 높이는 방법을 알려주세요!

    불면은 어지럼증을 악화하는 가장 큰 원인이다. 건강한 사람이라도 잠을 푹 자지 못해서 다음 날까지 피로가 남아 있으면 일할 기력이 나지 않는데, 하물며 어지럼증 환자에게 수면 부족이 지속되면 어지럼증 발작을 일으킬 가능성이 커진다.

    어지럼증 환자 대부분이 불면증을 앓는다. 불안한 탓에 좀처럼 잠들지 못하고 밤새 몇 번씩 잠에서 깨는 수면 장애로 고생하는 환자가 상당하다. 나는 PSQI(Pittsburgh Sleep Quality Index)에 기반을 둔 질문을 작성하여 내가 일하는 병원의 어지럼증 환자를 대상으로 수면의 질을 조사해보았다.

    PSQI는 미국 피츠버그 대학교 신경과학 교수진이 수면에 관해 작성한 설문지이다. 수면 장애 조사를 비롯한 여러 분야에 널리 활용되며, 과거 1개월 동안의 수면 습관 및 수면의 질을 묻는 항목으로 구성되어 있다. 잠자리에 눕는 시각, 잠들 때까지 걸린

시간, 수면 시간, 수면 유도제 복용 여부 등 총 18가지 항목의 질문을 4단계(0~3점)로 평가하여 총득점(0~21점)을 산출하는데 총득점이 높을수록 수면의 질이 나쁘다고 판단한다. 그리고 6점 이상은 수면 장애로 진단한다.

내가 입원 환자 117명을 대상으로 조사하였더니 남성은 약 70%, 여성은 80% 이상이 불면증이 있다고 나왔다. 얼마나 많은 어지럼증 환자가 불면증으로 고생하는지 알 수 있는 결과였다.

질 좋은 수면은 어지럼증을 개선하는 필수 조건이다. 그런데 도대체 질 좋은 수면이란 무엇일까? 마냥 늘어지게 자면 잘 잤다고 할 수 있을까?

일반적으로 일곱 시간이 바람직한 수면 시간이라고 하지만 사실 시간에 얽매일 필요는 없다. 낮 동안 졸리지 않고, 피로감을 느끼지 않으면 된다.

어지럼증 환자에게는 입면장애 유형 불면증이 흔하다. 예를 들면 밤 10시쯤 잠들 요량으로 이부자리에 누웠건만 좀처럼 잠이 오지 않아서 몇 시간이고 뒤척이는 식이다. 어떤 환자는 그러면 아예 시간을 앞당겨 9시쯤 잠자리에 눕기도 하는데 이런 방식은 그다지 효과가 없다. 반대로 시간을 늦춰서 11시쯤 눕는 편이 낫다. 잠자리에 누워 그날 있었던 기분 나쁜 일을 떠올리는 것도 수면을 방해하는 요소이니 그만두기로 하자.

잠자기 전에 가볍게 스트레칭을 하거나 마음이 평온해지는 음악을 들으며 긴장을 푸는 방법도 좋다. 단, 뇌를 자극하는 컴퓨터와 스마트폰 사용은 하지 않도록 한다. 커피나 녹차처럼 카페인이 든 음료도 금물이다. 취침 전에 무언가를 마시고 싶다면 긴장을 완화하는 허브티나 따뜻한 우유 혹은 코코아를 추천한다.

무슨 수를 써도 잠이 오지 않고, 수면 부족 상태가 연일 지속된다면 수면 유도제를 사용하는 것도 한 방법이다. 요즈음에는 안심하고 복용할 수 있는 약이 나와 있으니 일단 의사와 상담하길 바란다. 어지럼증 환자가 겪는 수면 장애는 스트레스나 불안, 우울증과 관계되었을 수도 있다.

Q 스트레스가 어지럼증에 영향을 끼치나요?

어지럼증을 앓는 환자의 가장 큰 적은 스트레스다. 아래에 나와 있는 〈스트레스 자가진단〉을 실시하여 스트레스가 얼마나 쌓였는지 확인해보자.

스트레스 자가진단

다음을 읽고 해당하는 항목에 표시한다. 표시한 항목이 하나라도 있다면 스트레스가 쌓였다는 뜻이다.

① 어지럼증 때문에 스트레스를 받는다. ☐
② 어지럼증 때문에 혼자서 외출하거나 집에 혼자 있는 일이 무섭다. ☐
③ 어지럼증 때문에 다른 사람 앞에 나서기가 불안하다. ☐

사람은 누구나 스트레스를 받는다. 그러나 혼자서 외출하지 못한다거나 다른 사람 앞에 나서는 일이 불안할 정도라면 그것은 이미 평범한 스트레스를 넘어선 상태이다. 마음은 괴롭겠지만 그럴 때일수록 어지럼증 재활 체조를 하면 좋겠다. 어지럼증을 고치겠다는 긍정적인 다짐만으로도 기분이 한결 나아질 것이다. 게다가 재활 체조의 효과가 나타나면 스스로 어지럼증을 개선했다는 데서 오는 자신감이 어지럼증으로 인한 스트레스를 줄여준다.

때로는 어지럼증과 별다른 연관이 없는 스트레스가 어지럼증에 악영향을 끼치기도 한다. 가능한 한 스트레스가 쌓이지 않도록 항상 기분 전환에 신경을 쓰자. 어떤 식으로든 스트레스를 능숙하게 해소할 줄 알아야 한다. 이왕이면 수다 떨기나 경치 감상처럼 돈이 들지 않고 단시간에 기분을 전환할 수 있는 방식을 추천한다.

Q 불안하고 우울한 상태가 어지럼증에 영향을 주나요?

　어지럼증이 있으면 어쩔 수 없이 불안하고 우울한 마음이 쌓이기 마련이다. 언제 증상이 나타날지 몰라 걱정스럽고, 마음 편히 외출할 수 없으며 상태가 좀처럼 호전되지 않아 초조하다. 이러한 고민은 어지럼증 환자 누구에게나 공통되는 사항이기 때문에 재활 훈련과 더불어 마음 건강을 돌보는 일이 무척 중요하다.

　페이지를 넘겨 〈불안 및 우울 자가진단〉을 실시하여 자기의 마음 상태를 확인해보자.

불안 및 우울 자가진단

다음을 읽고 해당하는 항목에 표시한다.

A
- ① 어지럼증 때문에 다른 사람이 신경 쓰여서 항상 긴장한다. ☐
- ② 어지럼증 때문에 집중력이 떨어지고 피곤하다. ☐
- ③ 어지럼증 때문에 가족이나 친구 간에 사이가 나빠졌다. ☐
- ④ 어지럼증 때문에 조바심이 난다. ☐

B
- ⑤ 어지럼증 탓에 생각이 정리되지 않는다. ☐
- ⑥ 어지럼증 탓에 걸핏하면 기분이 침울해진다. ☐
- ⑦ 어지럼증 탓에 슬퍼서 어찌할 바를 모르겠다. ☐

A 항목이 두 개 이상인 사람은…

마음이 몹시 지쳐 있다. 정서가 불안정한 상태이므로 몸뿐 아니라 마음의 건강도 되찾아야 한다.

B 항목이 두 개 이상인 사람은…

정신건강의학과를 찾아가 진찰을 받아보기 바란다. 평범한 스트레스를 넘어 다소 우울한 경향이 보인다. 단, 어지럼증이라는 근본 원인을 고치지 않는 한, 마음도 회복되기 어려우니 반드시 재활 체조를 함께 해야 한다.

Q 스트레스를 해소하려고 술을 마셔도 괜찮을까요?

술은 소뇌의 기능을 억제하는 경향이 있어서 심한 비틀거림을 유발할 수 있으므로 엄밀히 말해 권장하지 않는다. 하지만 기분을 풀어주는 효과가 있으므로 적당량만 즐긴다면 상관없다. 술은 이뇨 작용을 하여 맥주 한 잔 정도는 메니에르병에 효과가 있으니 일주일에 하루나 이틀은 적당량을 지킨다는 전제 아래 마셔도 괜찮다. 다만 술을 마시면 식욕이 증진되므로 과식하지 않도록 주의하고, 절도 있게 선을 지켜서 즐겨야 한다.

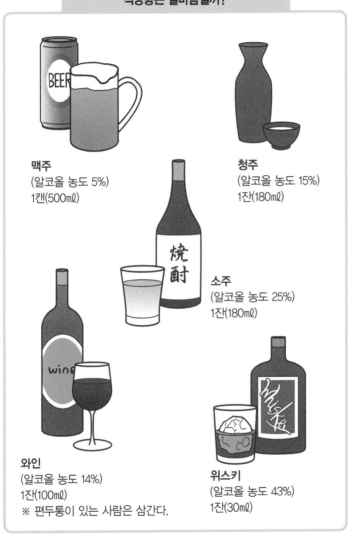

적당량은 얼마큼일까?

맥주
(알코올 농도 5%)
1캔(500㎖)

청주
(알코올 농도 15%)
1잔(180㎖)

소주
(알코올 농도 25%)
1잔(180㎖)

와인
(알코올 농도 14%)
1잔(100㎖)
※ 편두통이 있는 사람은 삼간다.

위스키
(알코올 농도 43%)
1잔(30㎖)

Q 담배를 자주 피우는데 멀리하는 편이 좋을까요?

회사나 가정에서 일하다가 초조할 때면 담배로 손이 가는 사람이 있다. 흡연이 잠시나마 정신에 안정을 주기는 하겠지만 담배 속에는 위험 물질이 가득하다.

담배는 발암물질을 함유하고 있으며 건강에 해를 끼칠 뿐 아니라 어지럼증까지 악화한다. 담배에 함유된 니코틴이 혈관을 수축시켜 혈액순환을 방해하기 때문이다. 앞에서도 여러 번 이야기했지만, 뇌 혹은 속귀에 혈액순환장애가 발생하면 어지럼증과 귀울림 현상이 일어난다. 하물며 담배에는 일산화탄소도 들어 있다. 일산화탄소는 혈중 산소를 감소시켜 뇌와 속귀에 필요한 산소 공급을 저해하는데, 이것이 어지럼증으로 이어질 가능성이 있다.

다양한 병을 일으키는 담배는 말 그대로 백해무익하다. 심지어 간접흡연으로 들이마시는 연기에는 직접 흡연하는 연기보다 더 많은 유해 물질이 들었고, 흡연자가 한 번 들이마셨다가 내뱉는 연기도 주변 사람의 건강에 해를 끼친다. 이참에 아예 금연을 시작해보면 어떨까?

Q 커피를 좋아하는데 마셔도 상관없나요?

커피 향은 정서를 차분하게 하여 안정을 느끼게 한다. 확실히 향긋한 커피 향을 맡으면 집중력이 높아지고 긴장도 풀린다.

커피나 홍차, 녹차 종류의 차에는 카페인이 들어 있다. 카페인은 피로를 해소하고 심장의 기능을 활성화할 뿐 아니라 이뇨 작용도 한다. 지나치게 많이 마시지만 않는다면 어느 정도 즐겨도 좋다. 단, 커피 속 카페인은 졸음을 쫓는 효과가 있으므로 수면을 방해하지 않도록 자기 전에는 마시지 말아야 한다. 어지럼증 환자에게는 질 좋은 수면을 취하는 일이 매우 중요하다. 커피는 낮에 즐기기를 권한다.

커피는 어지럼증에도 효능이 있다

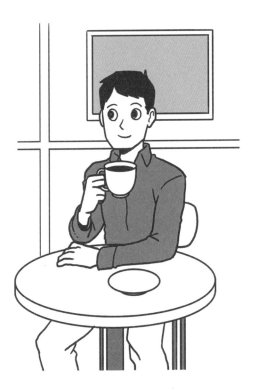

커피 향은 긴장을 완화하고, 커피에 함유된 풍부한 클로로겐산(폴리페놀의 일종)은 항산화 작용과 면역력을 높이는 역할을 한다. 커피는 암, 당뇨, 간 질환 등의 예방에도 효과가 있다고 알려져 있다.

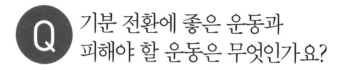

Q 기분 전환에 좋은 운동과 피해야 할 운동은 무엇인가요?

어지럽고 비틀거리는 증세가 있으면 바깥에 나가기가 불안해서 몸을 움직이지 않는 사람이 많다. 하지만 급성기가 지났다면 조금씩 운동을 하는 편이 바람직하다.

운동을 하면 온몸의 혈류가 활발해져서 속귀의 혈액순환도 촉진되기 때문에 어지럼증을 개선하고 예방하는 효과가 난다. 게다가 낮 동안 몸을 움직이면 잠이 잘 오고 스트레스가 해소된다. 무리하지 않는 범위 내에서 다른 사람과 경쟁하지 말고 자신의 몸 상태에 맞춰 운동하기 바란다.

몸을 움직여서 기분 전환이 된다면 운동의 종류는 테니스든 골프든 상관없다. 다만 스쿠버다이빙이나 등산처럼 압력(수압, 기압)의 변화가 있는 운동은 피해야 한다.

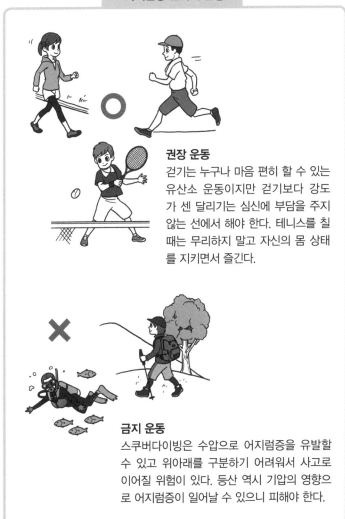

권장 운동

걷기는 누구나 마음 편히 할 수 있는 유산소 운동이지만 걷기보다 강도가 센 달리기는 심신에 부담을 주지 않는 선에서 해야 한다. 테니스를 칠 때는 무리하지 말고 자신의 몸 상태를 지키면서 즐긴다.

금지 운동

스쿠버다이빙은 수압으로 어지럼증을 유발할 수 있고 위아래를 구분하기 어려워서 사고로 이어질 위험이 있다. 등산 역시 기압의 영향으로 어지럼증이 일어날 수 있으니 피해야 한다.

Q 기분 전환 삼아 노래방이나 콘서트에 가도 될까요?

노래방에 가면 스트레스가 풀린다. 그렇지만 노래방 기기와 조명에서 나오는 강한 시청각 자극이 어지럼증을 유발할 가능성이 있다. 몸 상태가 좋을 때만 즐기기 바란다.

콘서트에 갈 때는 스피커에서 떨어진 자리에 앉아야 한다. 스피커 앞에 앉았다가 큰 음량으로 소음성 난청이 생기고, 이후 어지럼증까지 발병한 사례가 있다.

이어폰을 끼고 음악을 듣는 정도는 괜찮지만 큰 소리에는 늘 각별히 주의해야 한다.

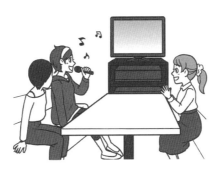

노래방에는 모니터, 조명, 시끄러운 음악과 노랫소리 등 눈과 귀를 자극하는 요소가 많고, 폐쇄된 공간에 음식 냄새와 담배 연기까지 더해져 어지럼증을 일으킬 가능성이 높다. 매일 재활 체조에 힘쓰는 자신에게 주는 상이라고 생각하고 몸 상태가 좋을 때만 간다.

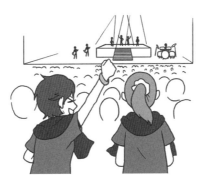

음악은 마음의 비타민이나 마찬가지다. 좋아하는 음악을 들으면 기운이 나고, 마음이 편안해지며, 기분 전환에도 큰 도움이 된다. 하지만 콘서트는 눈부신 조명과 큰 음악 소리, 많은 사람으로 넘치기 때문에 안전하지만은 않다. 콘서트 관람을 목표로 삼아 분발하여 재활 훈련을 하자.

Q 차를 운전해도 괜찮을까요?

몸 상태가 나쁠 때는 운전하지 않는다. 이것이 기본 원칙이다. 운전해야 할 때는 먼저 어지럼증 재활 체조 ③ 도리도리(76쪽) 와 ④ *끄덕끄덕*(78쪽), ⑤ 50보 제자리걸음(80쪽)을 실시하여 그 날 자신의 몸 상태를 확인한다. 50보 제자리걸음을 했을 때 원래 자리에서 90도 이상 벗어났다면 위험하다는 뜻이다. 운전하는 도중에 갑자기 어지럼증 증세가 나타나면 한순간 큰 사고로 이어질 수 있으니 운전을 삼가야 한다. 자전거나 오토바이를 탈 때도 이와 같은 방법으로 몸 상태부터 확인한다.

어지럼증을 느끼는 사람은 차멀미도 쉽게 하는 경향이 있다. 흔들림, 기압 변화, 특유의 냄새 등 탈것에는 어지러움이나 구토, 귀울림을 유발하는 요소가 많다. 몸 상태가 좋지 않다면 자동차, 전철, 버스 같은 이동 수단을 타기 전에 멀미약을 먹어두자. 어지럼증 재활 체조를 미리 해두는 방법도 효과가 있다.

비행기를 탈 때는 기압 변화에 유의한다. 비행기 안은 어지럼증이나 귀울림이 갑자기 발생하기 쉬운 환경으로, 특히 이착륙 시에는 주의가 필요하다. 귀에 날카로운 소리가 울려서 심한 스트레스를 받을 수도 있으니 미리 대책을 강구하자. 사탕을 먹거나 껌을 씹는 것도 한 방법이다.

무엇보다 외출하거나 여행을 떠나기 전날에는 잠을 충분히 자야 한다. 수면 부족은 어지럼증의 큰 적이다. 공복 또한 금물이다. 반드시 가볍게라도 식사를 하고 나가야 한다. 이동 수단 안에서 책을 읽거나 스마트폰을 보는 행동도 삼가는 편이 좋다.

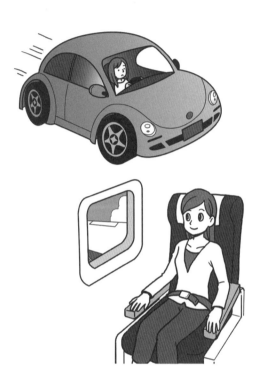

만약 운전하는 도중에 어지럼증 발작이 일어난다면 목숨이 걸린 사고로 이어질 가능성이 높다. 운전하기에 앞서 어지럼증 재활 체조 ⑤ 50보 제자리걸음(80쪽)을 실시하여 몸 상태가 정상인지 꼭 확인하자. 이동 수단 중에서도 특히 비행기는 기압 변화가 크고, 소음도 상당히 크기 때문에 주의가 필요하다.

146

Q 외출할 때 반드시 주의해야 할 사항은 무엇인가요?

어지럼증이 일어날까 무서워서 집에만 틀어박혀 지내는 생활은 바람직하지 않다. 몸 상태가 좋다면 기분을 바꾸기 위해서라도 외출할 필요가 있다. 볼일이 생겨서 나가야 할 때도 있겠지만 말이다.

외출 시에는 먼저 어지럼증 재활 체조 ⑤ 50보 제자리걸음(80쪽)을 실시하여 집을 나서기 전에 몸 상태를 확인한다. 제자리에서 벗어난 각도가 90도 이하라면 외출해도 무방하다는 뜻이다.

번화가, 백화점, 전철역처럼 사람들로 붐비는 곳은 어지럼증 환자가 각별히 주의해야 할 장소이다. 오가는 사람이 많다 보니 자연스레 시선이 이리저리 움직이고, 방대한 정보가 눈과 귀로 쏟아져 들어오기 때문이다. 몸 상태가 나쁘면 뇌가 받아들인 정보를 감당하지 못해 어지럼증을 일으킬 수 있다. 참고로 이런 사태를 예방하는 데는 어지럼증 재활 체조 ①~⑤(72~81쪽)가 효과적이다.

　외출 일정은 만일을 대비해 여유롭게 잡는다. 만약 전철역 같은 장소에서 어지럼증의 전조를 느꼈다면 전철을 몇 대 보내더라도 벤치에 앉아 충분히 휴식을 취하고, 몸 상태가 나아진 뒤에 다시 승차해야 한다. 사람이 몰리는 출퇴근 시간대를 피하는 것도 중요하다. 최대한 틈틈이 휴식을 취하면서 몸에 무리가 가지 않게 외출하기 바란다.

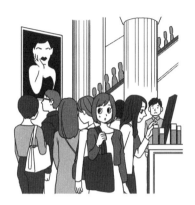

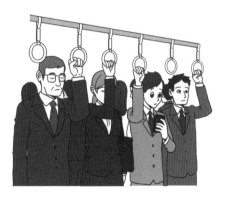

번화가나 백화점, 출퇴근 시간대의 전철역처럼 사람들로 붐비는 장소는 어지럼증을 유발하는 큰 원인이다. 집을 나서기 전에 어지럼증 재활 체조 ⑤ 50보 제자리걸음(80쪽)을 실시하여 자신의 상태를 미리 확인하자.

Q 목욕할 때 유의할 점은 무엇인가요?

하루 일과를 마치고 욕조에 몸을 담그면 피로가 싹 씻겨 내려가면서 기분이 좋아진다. 물론 사람에 따라서는 저녁이 아닌 아침에 목욕을 즐기는 사람도 있을 것이다.

목욕으로 몸을 덥히면 혈관이 확장되어 혈액순환이 활발해지고 뭉친 근육이 풀린다. 덤으로 기분도 상쾌해지고, 정신적 피로까지 풀리니 목욕은 그야말로 생활이라는 요리에 풍미를 더해주는 필수 향신료인 셈이다.

단, 어지럼증 환자가 반드시 유의해야 할 사항이 있다. 일단 장시간 목욕은 삼가야 한다. 뜨거운 탕에 오랫동안 몸을 담그면 자칫 어지럽고 비틀거릴 수 있다. 몸 상태가 별로여서 왠지 어지럼증이 일어날 것 같다면 그날은 목욕을 자제하거나 욕조에 들어가지 말고 간단한 샤워만으로 끝내는 편이 낫다.

욕조 밖으로 나올 때도 주의해야 한다. 특히 기립성 저혈압이 있는 여성은 갑자기 일어나면 뇌로 흘러가는 혈액이 부족해져서 현기증이 나기 쉽다(122쪽 참조). 수분이 부족한 상태로 목욕을 해도 현기증이 날 수 있으니 미리미리 수분을 보충하자. 반신욕 시에는 수온을 따뜻한 정도로 맞춰야 하며, 몸을 일으킬 때 곧장 일어서지 말고 한 차례 욕조 난간에 걸터앉았다가 천천히 일어나는 편이 좋다.

머리를 감으려고 고개를 숙이거나 뒤로 젖힐 때 어지럼증이 나는 사람은 재활 체조 ④ *끄덕끄덕*(78쪽)을 하면 좋다.

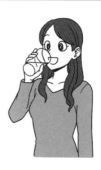

목욕하기 전후에는 수분 보충을
수분이 부족한 상태로 목욕하면 현기증을 일으킬 우려가 있다. 목욕하기 전후에는 잊지 말고 물을 마시자.

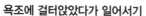

반신욕은 따뜻한 물로
반신욕을 할 때는 40℃ 이하의 따뜻한 수온을 권장한다. 갑작스러운 온도 변화는 혈압에 급격한 변동을 초래하여 어지럼증을 유발할 수 있다.

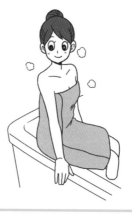

욕조에 걸터앉았다가 일어서기
욕조에서 갑자기 일어나면 수압과 온도 변화로 몸에 부담이 간다. 곧장 일어서지 말고, 한 차례 욕조 난간에 걸터앉았다가 천천히 몸을 일으킨다.

Q 집안일을 할 때 주의할 점은 없나요?

매일 집안일을 하면서 반복하는 동작이 어지럼증을 일으키는 경우가 있다.

청소기를 돌리고, 걸레질하고, 식사를 준비하는 것은 아무래도 주로 아래쪽을 보면서 같은 자세를 반복한다. 이 동작이 어지럼증을 유발한다. 빨래를 널거나 싱크대 위 찬장에서 그릇을 꺼낼 때, 벽장에서 이불을 꺼내고 넣을 때도 매한가지다. 위를 봤다가 다시 아래로 향하는 동작이 반복되면서 어지럼증을 일으키는 것이다. 그렇다고 집안일을 안 할 수는 없으니 무슨 동작을 하면 어지러운지 알아야 한다.

어떤 자세에 약한지 파악했다면 자신의 약점을 보완하는 어지럼증 재활 체조를 하는데, ③ 도리도리(76쪽)와 ④ 끄덕끄덕(78쪽)은 필수로 해야 한다. 일곱 가지 어지럼증 재활 체조는 어느 종목이든 동작이 간단하여 집안일을 하는 중간중간 실시할 수 있으므로 틈틈이 실천해보자.

휴식 또한 중요하다. 아무리 집안일에 쫓기는 상황이더라도 짬짬이 휴식을 취하고, 피로가 쌓이지 않도록 신경 써야 한다. 가능하다면 일주일에 하루는 푹 쉬는 것이 가장 좋다.

반복되는 동작이 어지럼증을 유발한다

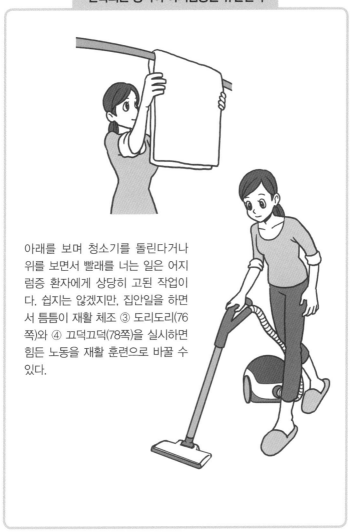

아래를 보며 청소기를 돌린다거나 위를 보면서 빨래를 너는 일은 어지럼증 환자에게 상당히 고된 작업이다. 쉽지는 않겠지만, 집안일을 하면서 틈틈이 재활 체조 ③ 도리도리(76쪽)와 ④ 끄덕끄덕(78쪽)을 실시하면 힘든 노동을 재활 훈련으로 바꿀 수 있다.

Q 어지럼증의 전조 증상은 무엇인가요?

집안일을 하다가, 쇼핑하는 도중에, 어쩌면 전철 안에서……. 어지럼증은 늘 예고 없이 찾아온다. 언제 어디에서 발생할지 알 수가 없다. 아무리 그래도 어지럼증이 일어날 전조가 한 가지쯤은 있지 않을까?

다음과 같은 증상이 있다면 각별히 주의하자.

- 귀울림이 있거나 귀가 먹먹한 느낌이 강하다.
- 어쩐지 몸이 비틀거린다.
- 뒤통수가 묵직한 느낌이 든다.
- 어깨나 목이 결리는 증세가 평소보다 심하다.
- 속이 메스껍다.

만약 전조 증상을 느꼈다면 그날은 되도록 외출을 삼가고 어지럼증 재활 체조를 하기 바란다.

어지럼증이 일어날 전조

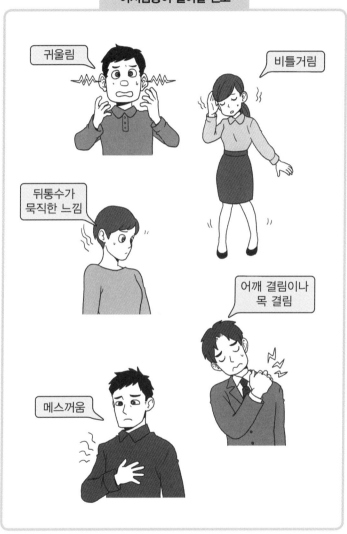

일상생활에서 어지럼증의 방아쇠를 당기는 원인은 다양하다.

- 야근이나 연일 이어지는 행사로 잠을 못 자서 지쳤다.
- 가족의 병간호, 병에 대한 염려, 인간관계에서 오는 고민으로 스트레스를 받는다.
- 감기 같은 다른 질병 때문에 몸 상태가 안 좋다.
- 가족, 친한 친구, 반려동물이 세상을 떠나서 정신적 상처를 입었다.
- 날씨가 저기압이거나 한랭전선이 접근하고 있다.

오랫동안 수없이 많은 어지럼증 환자를 직접 진료해온 나는 위와 같은 상황일 때 어지럼증이 발생하거나 악화한다는 사실을 경험으로 깨달았다. 특히 메니에르병(51쪽 참조)은 기압의 변화가 어지럼증에 관여한다고 알려져 있다.

어지럼증의 방아쇠를 당기는 원인

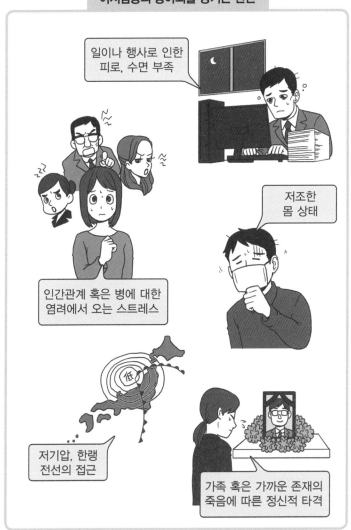

Q 어지럼증을 예방하는 생활 습관을 알려주세요!

　스트레스, 수면 부족, 피로, 날씨와 기압 변화 등 우리를 둘러싼 다양한 환경과 일상이 어지럼증 발생에 영향을 미친다는 사실을 앞서 설명했다.

　이런 상황에서는 언제나 자기 나름대로 어지럼증 발작을 방지하고 증상을 경감하려는 노력이 필요하다. 외출할 때 어지럼증 약과 멀미약을 반드시 챙기는 것처럼 말이다.

　요즘은 컴퓨터를 사용하는 사람이 많다. 장시간 모니터를 쳐다보면 시각이 자극을 받아서 어지럼증, 두통, 귀울림의 원인이 된다. 한 시간에 한 번은 휴식을 취하여 뇌를 쉬게 하고, 가벼운 스트레칭으로 눈과 몸의 피로를 풀어주면 어지럼증 발작을 효과적으로 방지할 수 있다.

　물론 어지럼증의 원인 질환을 치료하는 일도 중요하다. 그렇지만 평소 생활을 개선하면 어지럼증을 미리 방지할 수 있을 뿐 아니라 괴로운 증상이 호전되고, 어지럼증이 쉽게 발병하지 않는 몸을 만들 수 있다.

생활 습관 개선은 작은 것부터 차근차근 시작하면 된다. 4장에서는 어지럼증을 예방하기 위해 일상생활에서 신경 써야 할 포인트를 총정리하고 있으니 다른 Q&A도 모두 읽고 생활 습관 개선에 참고하기 바란다.

Q 충분히 조심했는데도 갑자기 어지럼증이 발생하면 어떡하죠?

조용한 환경에서 안정을 취하는 것이 상책이다.

집에서는 의자나 어디든 일단 앉고, 누울 수 있다면 눕는다. 가족 혹은 친구가 옆에 있다면 텔레비전이나 라디오처럼 소리가 나는 기계와 조명을 꺼서 조용한 환경을 조성해달라고 부탁한다.

몸을 조이는 벨트, 넥타이, 단추 등은 느슨하게 풀어야 한다. 보통은 이상이 생긴 귀를 위로 두고 누우면 편한데 천장을 보며 눕는 게 더 편하다면 똑바로 누워도 괜찮다. 관건은 자신에게 가장 편한 자세를 취하는 것이다. 약을 먹을 수 있는 상태라면 처방받은 약이나 멀미약을 먹도록 한다. 속이 메스꺼워서 토하고 싶을 때는 물만 마시고, 천장을 보는 자세는 피한다.

집이 아닌 바깥에서 어지럼증이 발생했다면 주변 사람에게 도움을 요청하여 앉을 만한 장소로 이동한다. 근처에 벤치나 공원이 있다면 그리로 데려다 달라고 부탁하면 된다. 만약 큰길에서 발작을 일으켰다면 오가는 사람과 자동차가 적은 장소로 이동해야 한다.

혹시 모를 상황을 대비해 처방받은 약과 멀미약을 챙겨 나가는 것도 중요하다. 약을 가지고 나왔으니 괜찮다는 안심이 들어서 불안도 함께 줄어든다.

갑작스러운 어지럼증을 겪은 뒤에는 만전을 기하는 차원에서 이비인후과를 찾아가 진찰을 받는다. 자신의 몸 상태와 병력을 잘 아는 주치의가 있으면 마음이 든든해진다. 항상 만일의 경우를 염두에 두어야 한다.

어지럼증은 대개 잠시 안정을 취하면 자연스레 회복된다. 만약 격렬한 어지러움이 좀체 가라앉지 않거나 구토가 극심하다면 즉시 병원을 방문하기 바란다. 수액 치료로 응급처치를 받으면 증상을 완화할 수 있다.

어지럼증이 일어났을 때 대처법

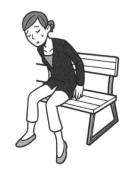

서 있는 상태라면 일단 앉는다.

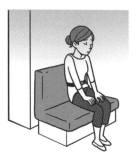

조용하고 어두운 장소에서
안정을 취한다.

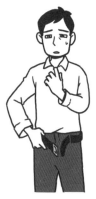

몸을 조이는 옷은
느슨하게 푼다.

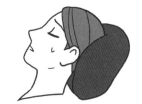

머리는 되도록 움직이지 않는다.

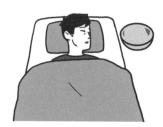

구토에 대비한다.

『어지럼증 집에서 고친다』를 읽어주신 여러분께 감사 인사를 올린다.

어지럼증 치료의 문제는 약물치료만 해서는 증상을 완치하지 못한다는 점이다. 무엇보다 평형기능에 좌우 불균형이 남기 쉽고, 다양한 동반 증상으로 인해 환자가 불안에 휩싸이거나 쉬이 우울해지며 기력마저 잃는다. 그럼에도 어지럼증은 당장 목숨을 잃는 중병이 아닌 데다 눈에 보이는 상처도 없다 보니 의사든 가족이든 직장 동료든 다른 사람에게 이해받기가 어렵다.

하지만 이 책을 만난 여러분은 어지럼증 재활 체조라는 '비결'을 손에 넣었다. 집에서, 스스로 어지럼증을 고칠 수 있는 방법인 만큼 꼭 직접 시도해보면 좋겠다.

재활 체조를 처음 시작하면 일시적으로 증상이 심해질 수 있지만 부디 물러서지 말라고 당부하고 싶다. 운동 부족인 사람이 오랜만에 운동을 하면 생기는 근육통처럼 넘어서야 할 산이기 때문이다. 어지럼증을 고치려면 그 산을 넘어서야 한다. 재활 체조는 취미로 하는 운동이 아니라 어지럼증을 고치는 치료의 일환이기 때문이다.

재활 체조를 할 때마다 "나는 어지럼증을 고친다!", "나는 어지럼증에 지지 않는다!"라는 마법의 주문을 소리 내어 말하는 것도 잊지 말자. 나를 비롯한 내 주변의 어지럼증 환자들이 한마음으로 당신을 응원하고 있다.

아무래도 어지럼증이 낫지 않고 불안하다면 언제든 가까운 병원을 찾아가기 바란다. 나와 같은 어지럼증 전문의가 여러분의 방문을 기다리고 있을 것이다.

아라이 모토히로

어지럼증
집에서 고친다

초판 1쇄 발행·2016년 9월 29일
초판 3쇄 발행·2016년 12월 30일

지은이·아라이 모토히로
옮긴이·이해란
펴낸이·이종문(李從聞)
펴낸곳·국일미디어

등록 제406-2005-000025호
주소·경기도 파주시 광인사길 121 파주출판문화정보산업단지(문발동)
영업부·Tel 031)955-6050 | Fax 031)955-6051
편집부·Tel 031)955-6070 | Fax 031)955-6071

평생전화번호·0502-237-9101~3

홈페이지·www.ekugil.com
블로그·blog.naver.com/kugilmedia
페이스북·www.facebook.com/kugillife
E-mail·kugil@ekugil.com

• 값은 표지 뒷면에 표기되어 있습니다.
• 잘못된 책은 구입하신 서점에서 바꿔드립니다.

ISBN 978-89-7425-631-9(03510)